助消化、解便祕、去脹氣

天天吃好菌
吃出腸道蠕動力

「重建腸道益生菌」排除體內毒素，遠離大腸癌！

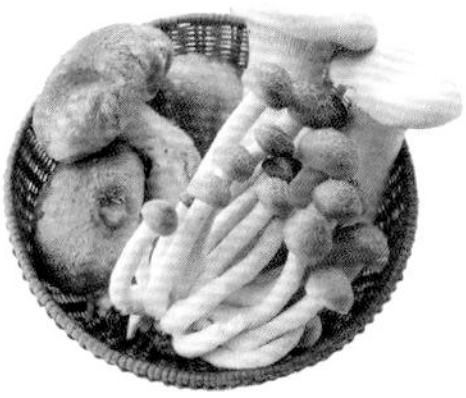

藤田紘一郎 著　　檢見崎聰美 料理

大樹林出版社

推薦序：改變飲食是建立益生菌的最好方法

揚德健康診所　廖朝聖醫師

人類腸胃道的細菌及生態在三歲以後就穩定成型，已知許多研究顯示幼兒期的腸內菌會影響免疫系統而與氣喘及異位性皮膚炎相關。就消化系統而言，腸內菌會幫忙代謝消化膳食纖維為短鏈脂肪酸而由大腸吸收，也產生丙酮酸鹽提高大腸黏膜上皮細胞所需能量。另外醋酸鹽和丙酸鹽則是肝臟及其他器官合成脂質和糖質新生的原料。研究顯示腸內菌與肥胖及脂肪肝有關。大腸黏膜癌變的起始機轉中，腸內菌可能藉由啟動與細胞間素相關的發炎反應而扮演推波助瀾的角色。

改變飲食是建立益生菌最自然最好的方法。以植物多醣類為主的兒童有較多的擬桿菌門（Bacteroide-tes）；動物蛋白及脂肪飲食的兒童則有較多的腸桿菌（Enterobacteriaceae）。臨床上我們常用腸內菌來治療腸道疾病，荷蘭阿姆斯特丹學術醫學中心（Academic Medical Center of Amster-dam）2013年也發表以健康人糞便成功治療偽膜性大腸炎的研究結果。我們相信從日常飲食攝取好的腸內菌一定可以促進腸胃道健康，改善代謝體質，提高生活品質。

大樹林出版社藉由藤田紘一郎教授的大作，將益生菌促進健康的好知識介紹給大家。料理專家檢見崎聰美將知識化為行動，形成健康佳餚具體呈現。精美的印刷，易讀的圖片，提供方便有效的健康飲食法門。身為臨床腸胃科醫師，我很樂意推薦這部佳作，也期待大家閱讀後化為行動，增進美滿健康人生。

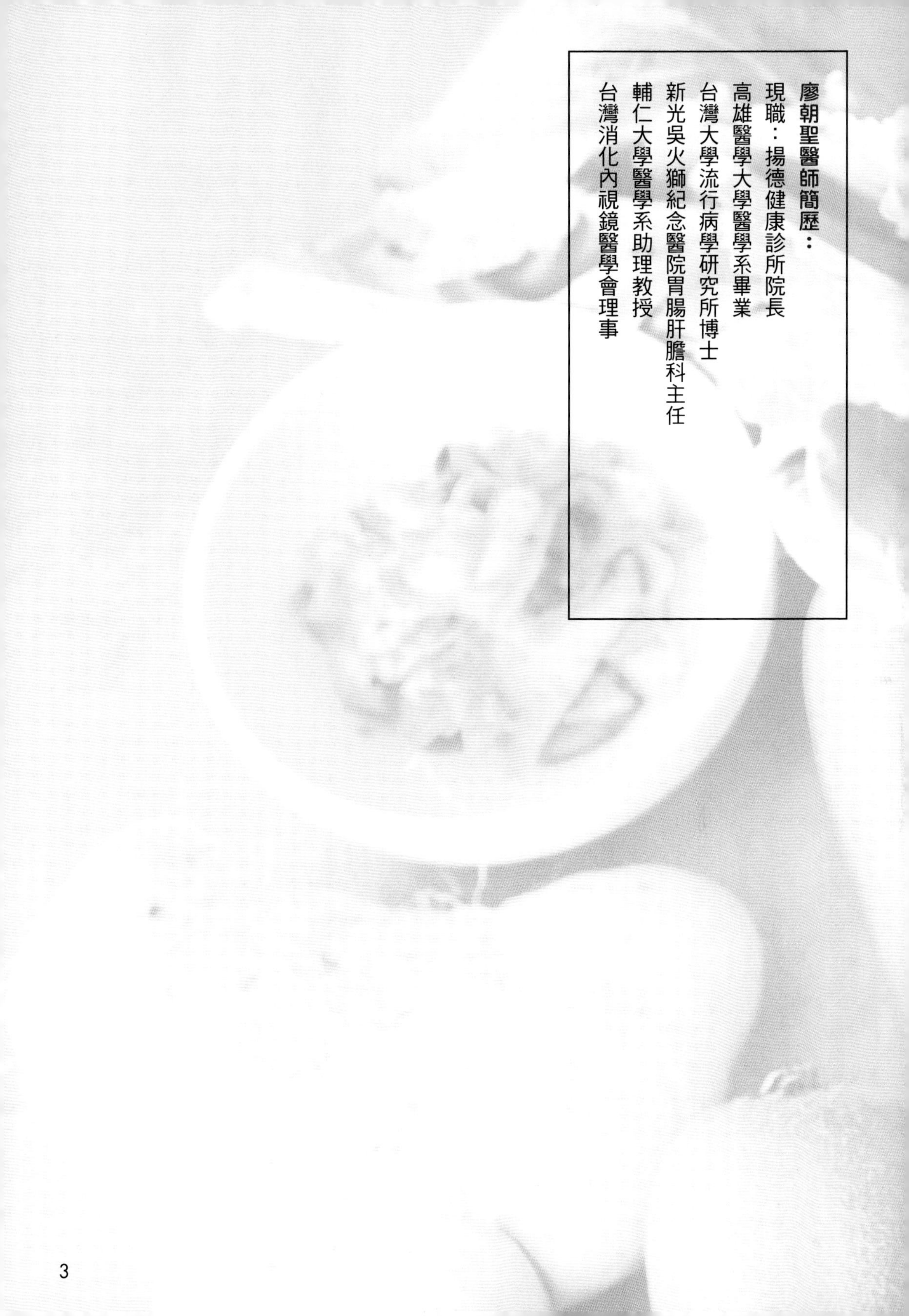

廖朝聖醫師簡歷：

現職：揚德健康診所院長

高雄醫學大學醫學系畢業

台灣大學流行病學研究所博士

新光吳火獅紀念醫院胃腸肝膽科主任

輔仁大學醫學系助理教授

台灣消化內視鏡醫學會理事

透過菌活得到美麗與健康！

我相信只要持續過著「菌活生活」，外表和體態就絕對會變得美麗動人，而且還能夠讓身體常保健康，百病不侵。

近年來有關腸內細菌的研究進展迅速，許多知識都漸趨明朗。首先，腸內細菌能夠將各種入侵腸道內的病原菌掃地出門，並幫助消化食物中的膳食纖維以及纖維素。此外，還幫助合成幸福物質─多巴胺跟血清素，以及美容不可或缺的維生素B群以及維生素C。腸內細菌形成了70%的人體免疫力，也就是說，只要能夠在增加腸內細菌的同時，保持腸道平衡，就可以建立起自體免疫力，藉此打造百病不侵的體質。此外肌膚也會變得美麗動人，也就是說身心都將變得明亮而有活力。

那麼又該怎麼做，才能夠在增加腸內細菌的同時，又能保持腸道平衡呢？

首先要多攝取膳食纖維與寡糖，它們是腸內益菌的營養來源。然後要多攝取富含植物性化合物的有色蔬果以及菇類，藉此抑制自由基。另外也要適量食用優格、納豆等能夠增加腸內細菌活力的發酵食品。

在本書當中，筆者與檢見崎聰美老師一起構思出能夠同時增加腸內細菌及保持腸道平衡的食品，並將之整理成了食譜。我確信只要各位讀者能夠依照書中介紹的食譜來烹煮料理，並且帶著愉快的心情享用這些佳餚的話，一定可以打造出美麗，而且常保健康的體質。

東京醫科齒科大學榮譽教授
藤田紘一郎

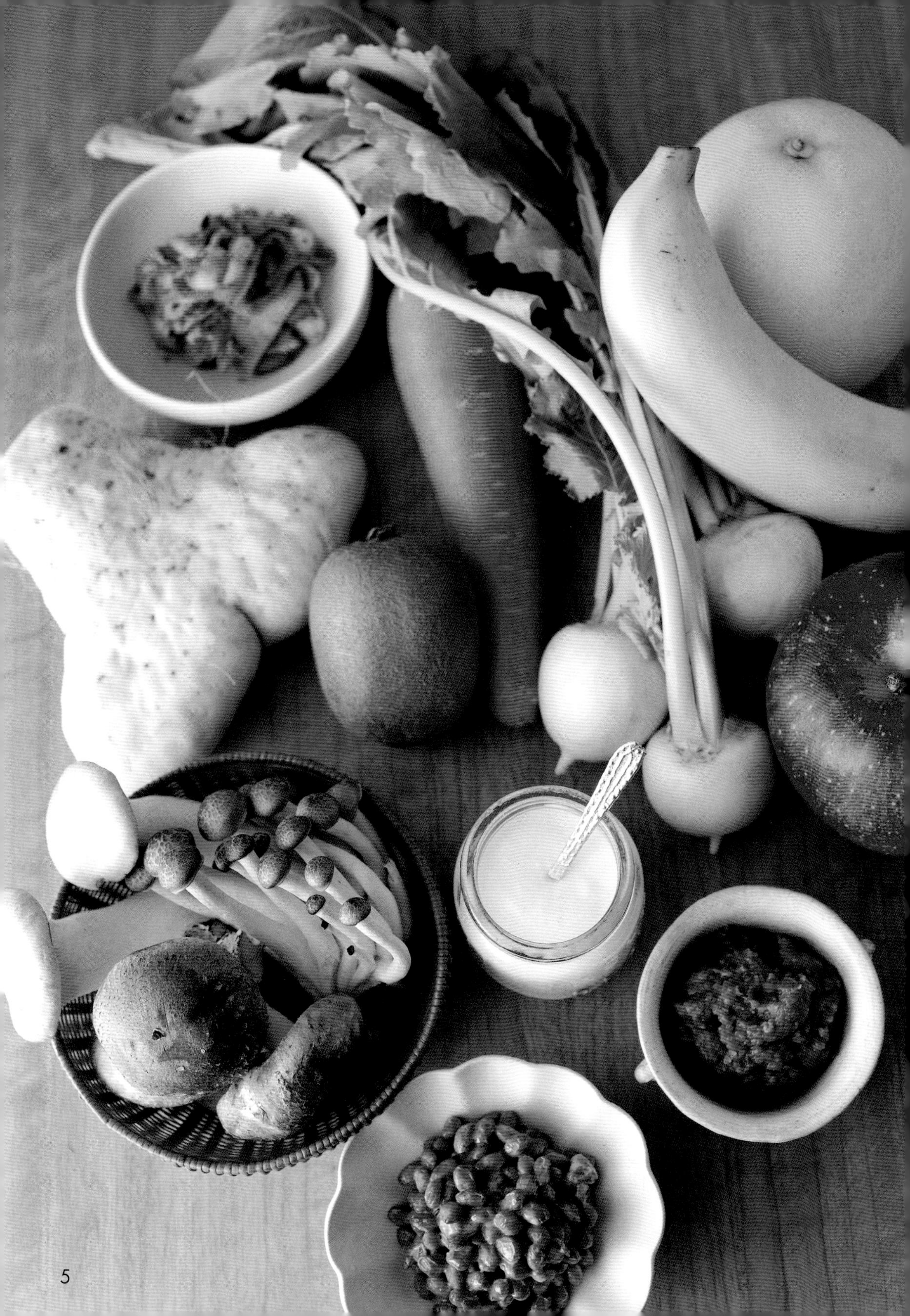

Contents

2 推薦序／廖朝聖醫師

4 透過菌活得到美麗與健康！

Part 1
大便和細菌是腸道的基礎！

讓我們更靠近！大便的故事

10 ❶ 每天的大便決定了美麗與健康！

12 ❷ 親愛的大便是怎麼產生的呢？

14 ❸ 正確觀察大便的方法

16 ❹ 好想要培養黃金便，擁有健康的腸道！

18 ❺ 大便的大小與腸內細菌的數量呈正比！

想要知道更多的細菌常識！腸道篇

20 ❶ 腸道內真的有一片花海嗎？

22 ❷ 年老後，腸內細菌會出現哪些變化呢？

24 ❸ 壞菌增加，腸道內會出現什麼變化呢？

26 ❹ 腸內細菌與抗老化有什麼關聯？

28 ❺ 增加自體乳酸菌的重點是什麼？

想要知道更多的細菌常識！飲食篇

30 ❶ 原來菇菇是菌類啊！

31 ❷ 優格到底有效還是無效？真實情況是？

32 ❸ 如何找到適合自己的菌種？

33 ❹ 活著抵達腸道的乳酸菌有哪些？

34 ❺ 蔬果富含的植物性化合物能擊退疾病與老化！

35 ❻ 大量攝取鹽麴與甜酒

36 ❼ 別被濫竽充數的發酵食品給騙啦！

37 ❽ 納豆菌是資優生

38 知識COLUMN ①

改善腸道環境，幫助治療心病！

Part 2
培養「腸道細菌」的基本知識，以及如何食用的方法

40 增加腸內細菌，獲得美麗與健康！菌活大推薦

42 為何攝取大量的菌類，能讓腸道與身體歡欣鼓舞呢？

44 菌活帶來這些好處

46 幫助增加腸道內益菌！藤田老師推薦的10種食材

74 葡萄柚+苦瓜優格蔬果汁
75 葡萄柚+小黃瓜優格蔬果汁／
葡萄柚+大頭菜優格蔬果汁
76 藍莓+山藥優格蔬果汁
77 覆盆莓+白花椰菜優格蔬果汁／
草莓+芹菜優格蔬果汁

【優格甜點】
78 水切優格佐水果醬
79 白桃優格甜湯／優格白湯圓佐胡桃醬
80 梅肉優格奶酪／優格地瓜羊羹
81 法式抹茶優格慕斯／
冰優格—黑芝麻佐黑糖風味

【優格菜餚】
82 優格咖哩燉煮紅豆豬絞肉
83 優格番茄燉煮鰤魚／優格味噌燉煮羊小排
84 優格蘑菇四季豆沙拉／魚卵鷹嘴豆泥
85 白花椰菜優格湯／鹽麴豆腐優格燒

菌活食譜 2
86 建議每天攝取納豆！

【納豆+一些小創意】
88 納豆+薯蕷昆布+顆粒芥末醬／
納豆+白菜泡菜+韓國海苔
89 納豆+鹽味昆布+腰果／
納豆+奇異果+咖哩粉／
納豆+梅乾+蘿蔔乾絲／
納豆+鹹醃烏賊+碎洋蔥
90 納豆+帕瑪森乾酪+芥末／
納豆+柴魚片+蔥+味噌／
納豆+蘿蔔泥+鯷魚／
納豆+水切優格
91 納豆+酪梨+辣椒粉／
納豆+鮭魚+醃野澤菜／
納豆+魩仔魚+番茄+橄欖油／

50 事不宜遲！
就從今天開始菌活吧！
52 這樣吃就完美無缺了！
早、中、晚餐的飲食重點！
54 每天實踐！
早、中、晚餐的菌活菜單！
58 COLUMN
在外用餐時，該吃些什麼？
60 COLUMN
鍛鍊腸道的生活方式
62 COLUMN
三種恢復腸道功能的生活習慣
64 知識COLUMN②
血型與腸道之間的奇妙關係

Part 3
菌活食譜讓你每天都能大快朵頤

菌活食譜 1
66 活用優格吧！

【優格蔬果汁】
68 香蕉+白菜優格蔬果汁
69 香蕉+番茄優格蔬果汁／
香蕉+小松菜優格蔬果汁
70 蘋果+綠花椰菜優格蔬果汁
71 蘋果+芹菜優格蔬果汁／
蘋果+甜椒優格蔬果汁
72 柳橙+紅蘿蔔優格蔬果汁
73 柳橙+白菜優格蔬果汁／
柳橙+高麗菜優格蔬果汁

納豆+德國酸菜+油沙丁魚

【納豆+海藻】

92 滑蛋韓式泡菜納豆
93 納豆海苔煎餅／海帶絲涼拌納豆明太子
94 醋拌葡萄柚佐納豆與海藻／
納豆佐鹿尾菜涼拌沙拉
95 醋味噌拌海帶芽納豆鯛魚／
納豆佐肉末海苔之茼苣湯

【納豆+根菜類】

96 牛蒡納豆辣醬湯
97 山藥納豆湯／鹽麴煮蘿蔔與納豆
98 味噌拌納豆與煮芋頭／奶油蓮藕納豆沙拉
99 胡蘿蔔優格納豆春捲／
韓式大頭菜佐油豆腐納豆煮物

【納豆+其他蔬菜】

100 焗烤納豆番茄杯
101 中華風納豆南瓜沙拉／
混合醋拌納豆炸茄子佐紅椒
102 納豆通心粉沙拉／
微辣蠔油煮納豆芹菜豬絞肉
103 雙豆芥菜薄蛋燒／雙豆煮番茄
104 蘆筍納豆起司燒／酸奶油煮長蔥納豆
105 納豆菠菜糙米蛋炒飯／茼苣納豆燴豬肉

菌活食譜 3

106 **大口吃香菇！**

【香菇+DHA&EPA】

108 異國風鰤魚佐香菇沙拉
109 辣味醋炒香菇秋刀魚／
蠔油煮金針菇沙丁魚
110 異國風杏鮑菇竹筴魚湯／
韓式舞茸菇涼拌鮪魚
111 漬燒香菇鯖魚／味噌燒鴻喜菇鮭魚
112 香菇薄片蒸鯖魚／味噌煮舞茸菇鰤魚
113 金針菇竹筴魚泥／鹽麴煮蘑菇沙丁魚

【香菇+油酸】

114 焗烤酪梨蘑菇貝柱肉
115 香菇奶油濃湯／蒜片蘑菇燉菜
116 花生白醬拌茼苣鴻喜菇／
黑醋漬開心果杏鮑菇
117 酥炸舞茸菇與牛蒡／杏仁果碎粒裹炸鮮菇
118 杏仁果涼拌雙菇／
異國風開心果金針菇沙拉
119 蘿蔔泥涼拌酪梨鮮菇／
榛果泥拌四季豆舞茸菇

【香菇+植物性乳酸菌】

120 德國酸菜鮮煮舞茸菇與鮭魚
121 焗烤起司之韓式泡菜金針菇／
米糠醃菜杏鮑菇炒蛋
122 和布蕪拌煮柴漬物與鮮菇／
芝麻拌炒蘿蔔乾鮮菇
123 醋拌酸莖醬菜之豆皮鴻喜菇／
芥菜與鴻喜菇拌炒豆腐
124 醋泡金針菇銀魚佐德國酸菜／
醃米糠佐章魚肉之蘑菇沙拉
125 醃白菜牛肉鮮菇燉湯／圓盤蒸菜菇豬肉

本書的使用方法

＊食材用量為所標記之人數。根據「日本食品標準成分表2010」標示菜餚所含之營養成分。卡路里含量一律標示一人份，食譜中膳食纖維與鹽量的標示是整份料理的含量。

＊計量的單位為：一量杯=200ml、一大匙=15ml、一小匙=5ml。

＊每道食譜都附有改善效果的提示框，讀者們可以加以參考。

Part 1

大便和細菌是腸道的基礎！

腸道、大便、細菌握有
讓我們變美及變健康的關鍵。
原本我們總覺得大便是個髒東西，
因而連瞥一眼也不想。
現在讓我們仔細地來觀察它，
藉此整頓腸道環境吧！

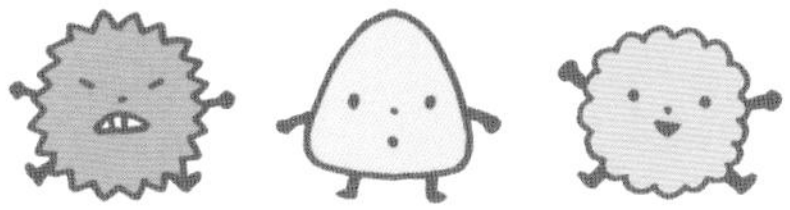

決定了美麗與健康！

我們的健康與幸福呢！在開始菌活之前，讓我們先試著理解大便吧。

大便是自己的分身，所以才不是髒東西呢

你是否也覺得大便是個髒東西呢？所謂的大便，就是由未被消化完全的食物殘渣、水、鹽分、腸道細胞、棲息於腸道內的腸內細菌，以及腸內細菌的殘骸所形成的結合物。整條大便都是由我們吃進嘴裡的東西，以及原本存在於體內的東西組合而成。所以也可以說它是自己的分身，並不是什麼髒東西唷！

便祕與腹瀉是社會壓力所造成的文明病

現代人多有便祕以及腹瀉的煩惱，不知實際上有多少人飽受這些症狀所苦呢？現代人面臨嚴重的大便問題，譬如有些人罹患的大腸急躁症（irritable bowel syndrome）等，這些都是時下社會壓力特有的文明病。請注意，若是對此狀況置之不理，將可能會造成免疫力降低，進而引發各種疾病。

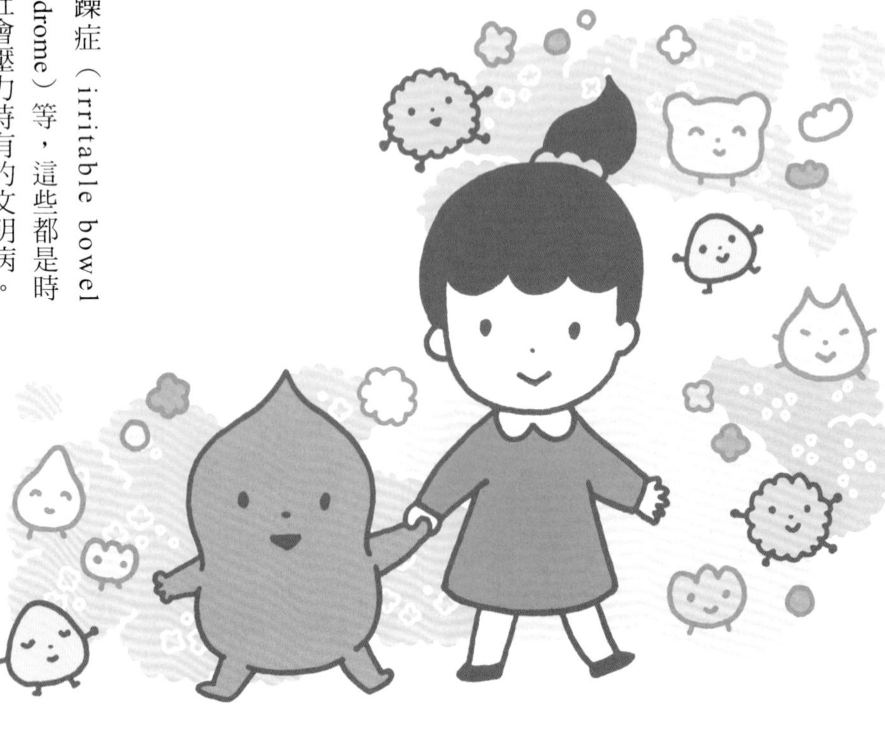

每天的

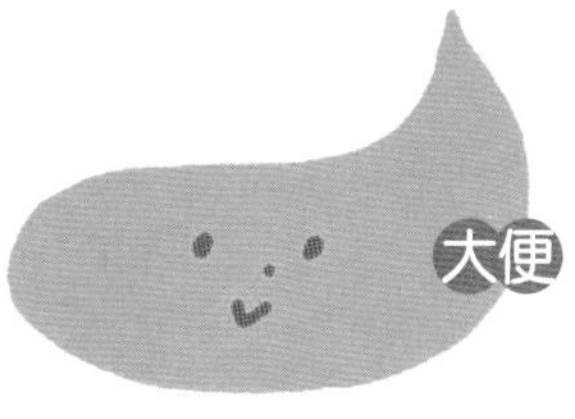

雖然大便總是被當成是骯髒的代名詞，但它其實掌握了

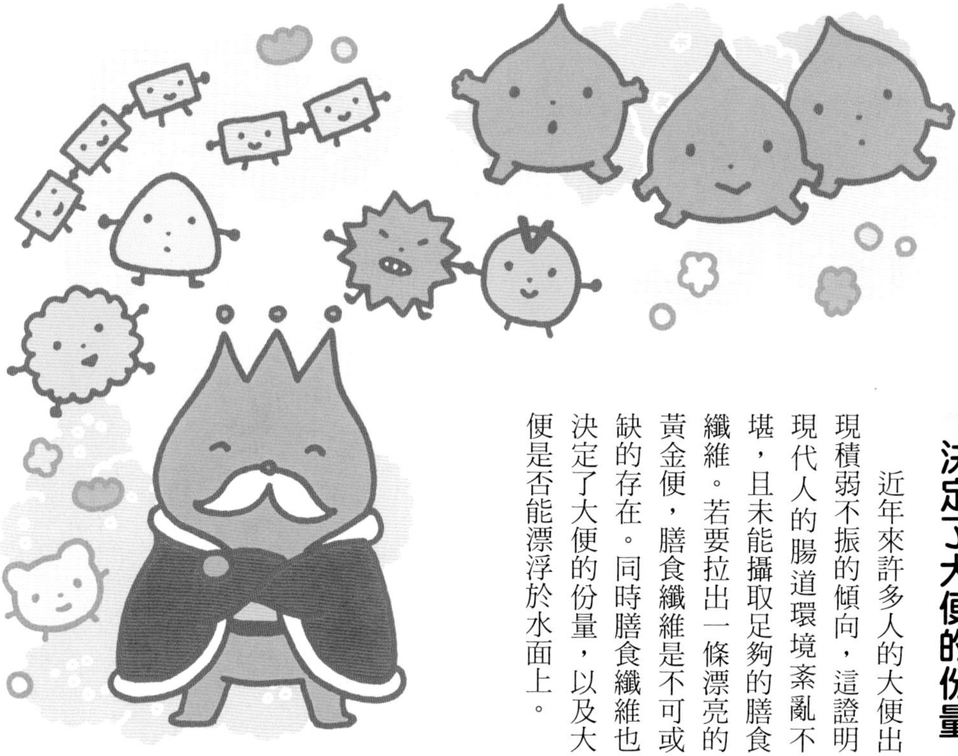

膳食纖維 決定了大便的份量

近年來許多人的大便出現積弱不振的傾向，這證明現代人的腸道環境紊亂不堪，且未能攝取足夠的膳食纖維。若要拉出一條漂亮的黃金便，膳食纖維是不可或缺的存在。同時膳食纖維也決定了大便的份量，以及大便是否能漂浮於水面上。

大便的顏色與膽汁相同

大便的顏色相當特別，跟肝臟所分泌的消化液─膽汁呈現相同顏色。排便規律的人，所拉出來的大便會呈現漂亮的黃褐色。但若是因便祕，導致大便長時間堆積於腸道內，那拉出來時就會呈現茶褐色或是暗褐色，顏色偏黑。

排便順暢將會帶來美麗、健康與幸福的感受

能排便順暢是一件非常舒服的事啊！當健康與精神都處於巔峰狀態時，就能夠拉出舉世無雙的大便。也就是說，每天都以拉出漂亮的黃金便作為目標，就能夠為自己帶來美麗、健康與幸福的感受。

親愛的大便是怎麼產生的呢？

若是以拉出一條舉世無雙的大便作為目標，就先讓我們開始理解，食物從口腔進入之後，經過哪些過程才會變成大便吧。

食物從口腔進入身體，並一路旅行至肛門，才化身為大便

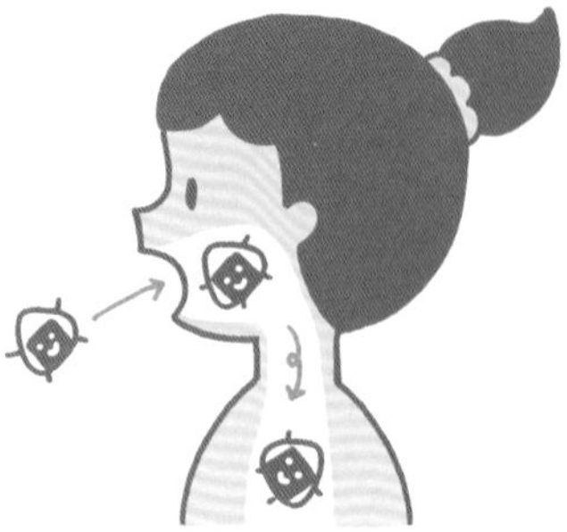

在吃完飯之後，我們的體內產生了哪些變化呢？首先，食物從口腔進入身體，然後被送達胃部，並由胃液將食物消化成粥狀。之後這些化為粥狀的食物會被送往十二指腸進行下一步的消化，然後再被輸往小腸。食物送達小腸之後，將會正式被人體消化及吸收，剩餘的食物殘渣則被輸送到大腸。大腸則會將這些食物殘渣塑形成大便，最後透過肛門排出體外。食物要化身為大便大約需要12個小時。事實上，腸道相當之長，又加上形狀複雜，因此食物要化身為大便的道路可說是漫長而險峻。

大便的真面目，是未被消化完全的食物與水、腸內細菌以及其殘骸

當所攝取的食物以胃部↓十二指腸↓小腸↓大腸的順序，一步步被人體消化及吸收之後，未被消化完全的食物殘渣、水、鹽分、腸內細菌以及其殘骸就會匯集在一起，最後形成大便。這就代表說，只要觀察大便的狀態，就能夠判斷自己的腸道環境是好是壞。除此之外，若是能掌握人體生成大便的過程，在出現腹瀉或是便祕等症狀時，也比較容易能夠掌握究竟是哪個環節出了問題。讓我們從圖表一步步地看下去吧。

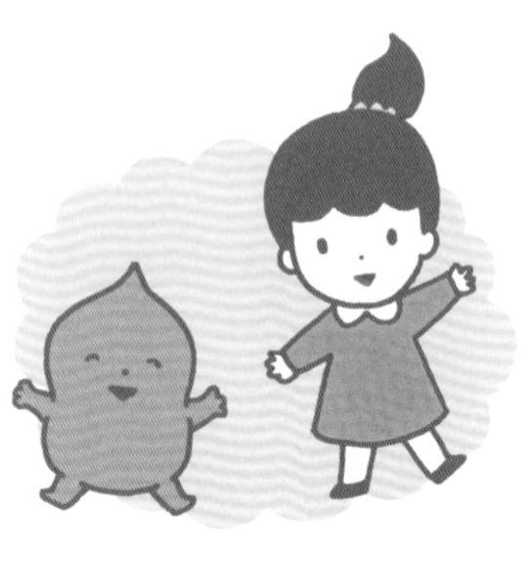

大便的流程圖

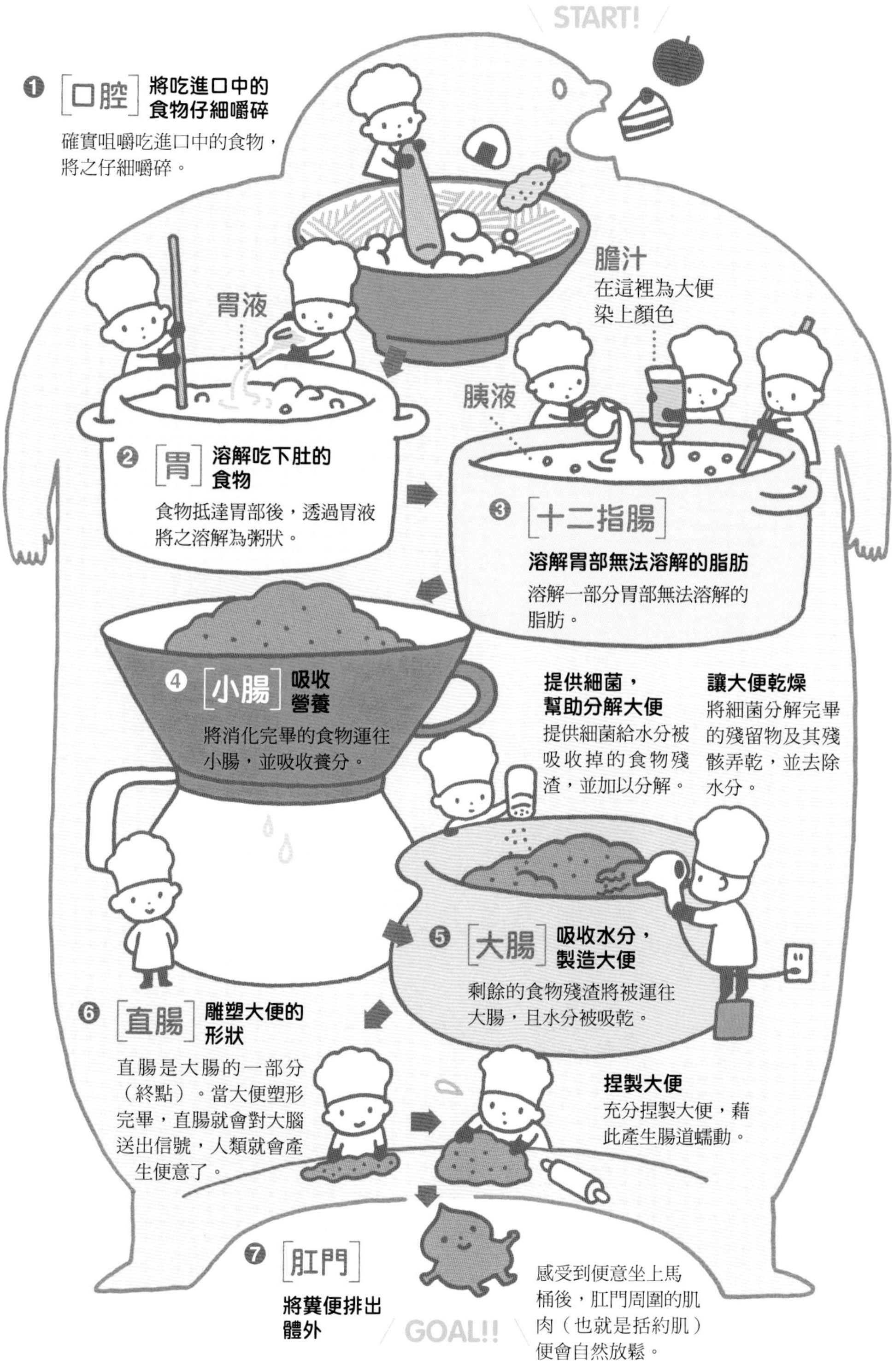

START!
❶ 口腔 將吃進口中的食物仔細嚼碎
確實咀嚼吃進口中的食物，將之仔細嚼碎。
膽汁
在這裡為大便染上顏色
胃液
胰液
❷ 胃 溶解吃下肚的食物
食物抵達胃部後，透過胃液將之溶解為粥狀。
❸ 十二指腸 溶解胃部無法溶解的脂肪
溶解一部分胃部無法溶解的脂肪。
❹ 小腸 吸收營養
將消化完畢的食物運往小腸，並吸收養分。
提供細菌，幫助分解大便
提供細菌給水分被吸收掉的食物殘渣，並加以分解。
讓大便乾燥
將細菌分解完畢的殘留物及其殘骸弄乾，並去除水分。
❺ 大腸 吸收水分，製造大便
剩餘的食物殘渣將被運往大腸，且水分被吸乾。
❻ 直腸 雕塑大便的形狀
直腸是大腸的一部分（終點）。當大便塑形完畢，直腸就會對大腦送出信號，人類就會產生便意了。
捏製大便
充分捏製大便，藉此產生腸道蠕動。
❼ 肛門 將糞便排出體外
GOAL!!
感受到便意坐上馬桶後，肛門周圍的肌肉（也就是括約肌）便會自然放鬆。

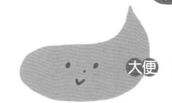

正確觀察大便的方法

當各位去廁所大號之後，是否看都不看就把它們給沖掉了呢？大便是人體健康與否的指標，因此讓我們建立起沖馬桶前仔細觀察大便的習慣吧。

大號之後，要仔細觀察大便，可別馬上就嘩啦一聲全沖掉囉！

去廁所大號之後，試著在沖水前仔細觀察自己的大便吧。透過觀察大便，不只能夠掌握現在的身體狀態，也能夠清楚瞭解自己的精神狀態。「顏色、重量、氣味、狀態」等四個項目是觀察重點。請一邊對照左頁的六種類型，一邊看看自己的大便屬於哪個類型？很重要的一點是，必須試著從中掌握自己的大便存在哪些問題，並且在生活當中採取改善的對策。所以請養成觀察大便的習慣吧，如此一來，就能夠整頓腸道環境，並且遇見自然且理想的香蕉型黃金便。

觀察大便時的重點

顏色

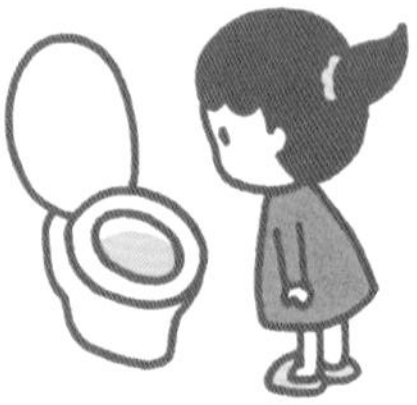

紅血球細胞壞死，含有細菌的顏色。

規律排便的人，大便的顏色呈現土黃色或是茶紅色。若是因便祕造成大便長時間堆積於腸道內，就會轉為茶褐色與暗褐色。

重量

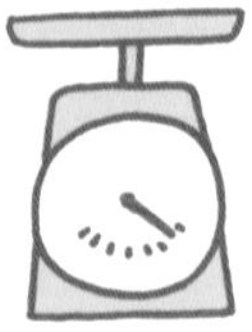

最佳重量為200～300公克，量少時也是如此。

若是能充分攝取膳食纖維，益菌就會增加，而能拉出一條碩大的大便。相反地，若是排便量較少，也就證明了攝取的膳食纖維較少。

氣味

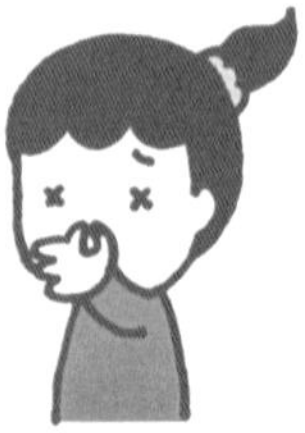

臭不可聞，證明了腸道正在腐敗。

當腸內細菌在分解腸道內的食物時，就會產生大便的臭味。因此腐敗的越為嚴重，大便的臭味也就越為強烈。

狀態

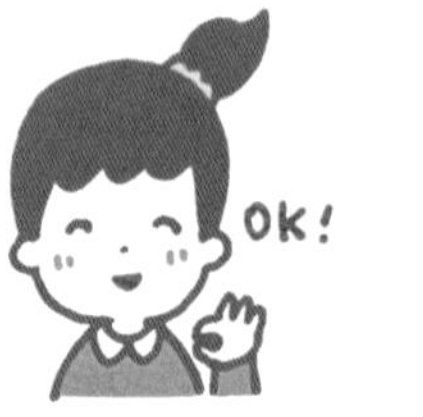

形狀以及硬度等狀態是觀察的重點。

大便的形狀以及硬度最能夠看出當事人的健康狀態以及精神狀態。大便有時候會硬得像是石子，有時則會稀得像是一灘水。

六大類的大便類型！

1 香蕉型

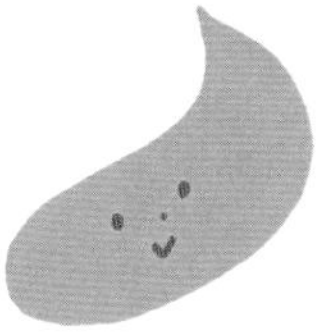

顏色　土黃色、茶紅色

重量　200～300g

氣味　臭味適中而不刺鼻

狀態　細而易斷，馬上就會沉入水中的類型。

Advice　理想的大便類型！

香蕉狀的大便一夾就斷，能夠體驗到拉屎的爽快感受。這是無庸置疑的完美大便。

2 略稀型

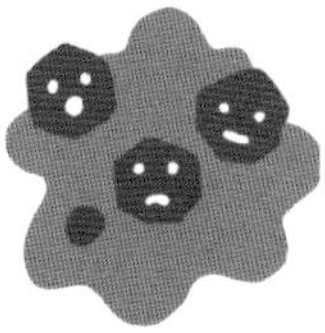

顏色　沒甚麼特徵

重量　150～200g

氣味　每天不同

狀態　一口氣就拉出來了，但擦拭時容易會黏在衛生紙上。

Advice　因壓力而形成的大便

因生活不規律，又有許多壓力，導致腸道節律紊亂。建議此時可以泡澡，藉此消除壓力。

3 積弱不振型

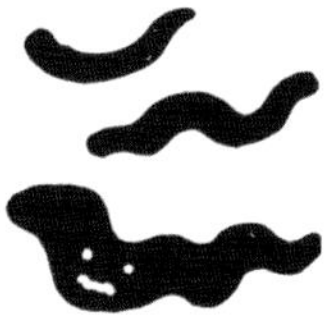

顏色　偏黑的茶紅色至黑色

重量　100～150g

氣味　刺鼻的臭味

狀態　細而易斷，馬上就會沉入水中的類型。

Advice　老人大便，內含較多壞菌

因為體內年齡較高，因此你看起來有點顯老，可以多加攝取富含膳食纖維與益菌的食品，這些都是形成大便的材料。

4 小硬塊型

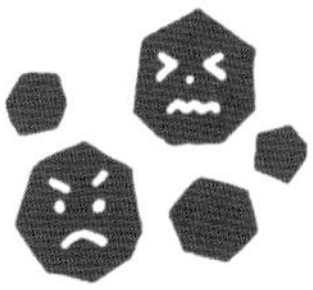

顏色　偏黑的茶紅色

重量　80～100g

氣味　臭味強烈

狀態　硬而小，就像是兔子大便的類型。

Advice　小小的兔子大便

由於腸道環境紊亂，導致壞菌大量孳生。因此可以多攝取水分，並於飲食中多加攝取富含膳食纖維的蔬果，以及富含益菌的食品。

5 黏稠型

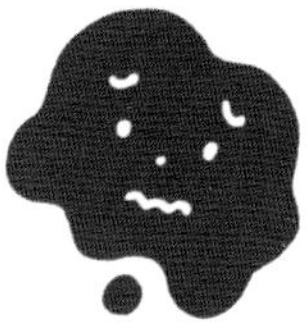

顏色　偏黑的褐色

重量　200g左右

氣味　強烈的刺鼻臭味

狀態　量大卻呈泥狀的大便。

Advice　快要腹瀉時壓力滿滿的大便

此乃壓力造成的大便類型，你距離腹瀉僅剩下一步之遙啦！請多多於飲食中攝取富含膳食纖維的蔬果，以及富含益菌的食品，並充分休息。

6 稀得驚天地泣鬼神型

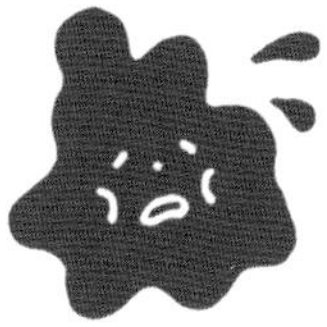

顏色　咖啡色

重量　每次不同

氣味　比4跟5還來得臭

狀態　水狀稀屎，沒有固態物。

Advice　罹患大腸急躁症的大便

有可能因壓力而罹患大腸急躁症。請避免暴飲暴食，並重新省視自己的飲食習慣，多攝取容易消化吸收的食物。

好想要培養黃金便，擁有健康的腸道！

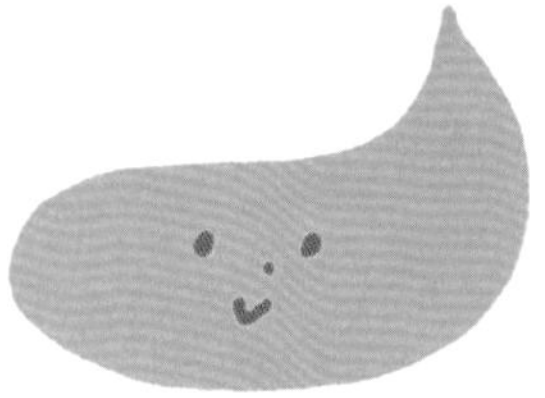

漸漸習慣觀察自己的大便之後，接下來就以能拉出一條理想中的大便作為目標吧。讓我們從今天可以做的部分開始做起，以便能邂逅那條理想中的黃金便。

目標——拉出一條乾淨不沾黏讓腹部舒爽的黃金便吧！

在每天觀察大便的過程當中，會漸漸能夠從中掌握自己的健康以及精神狀態。那接下來，應該就會努力想要遇見那條理想中的大便吧？若是能夠遇見那條體積碩大，兼柔軟無比的漂亮黃金便，就代表自己的健康以及精神都處於巔峰狀態。而既然身心皆處於最佳狀態，也就代表對凡事都能夠積極處理。那麼，就讓我們從今天可以做的部分開始做起，以便能夠邂逅那條理想中的漂亮黃金便吧！

這就是最棒的黃金便啊！

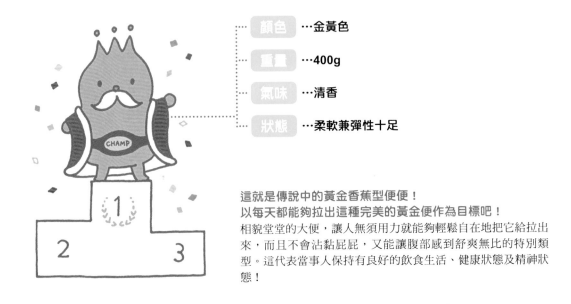

- 顏色 …金黃色
- 重量 …400g
- 氣味 …清香
- 狀態 …柔軟兼彈性十足

這就是傳說中的黃金香蕉型便便！
以每天都能夠拉出這種完美的黃金便作為目標吧！

相貌堂堂的大便，讓人無須用力就能夠輕鬆自在地把它給拉出來，而且不會沾黏屁屁，又能讓腹部感到舒爽無比的特別類型。這代表當事人保持有良好的飲食生活、健康狀態及精神狀態！

以拉出代表腸道健康的黃金便為目標吧！

預防大腸癌的六種生活方式

1 積極攝取能讓大便體積變大的飲食

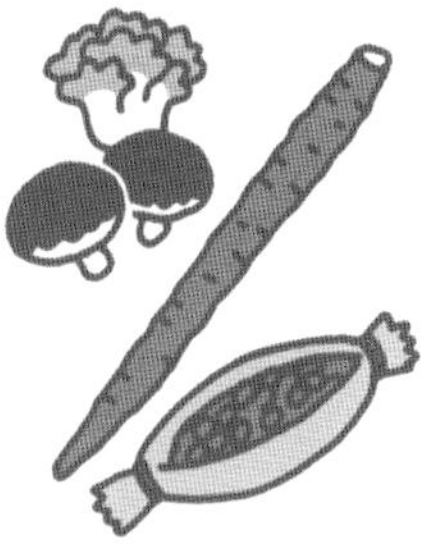

大量攝取膳食纖維，能夠促進腸內細菌有效運作，並可整頓腸道環境。此外，還會聚集腸道內的殘渣以及細菌殘骸等等，製造出體積碩大的大便。

2 改善腸道環境

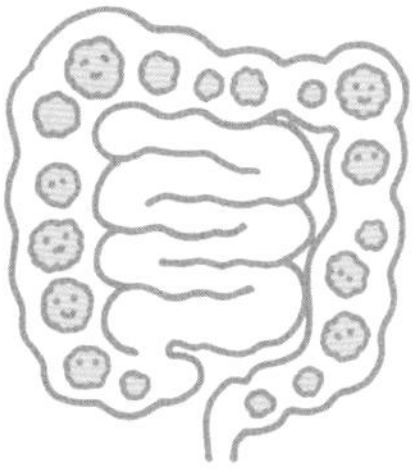

每天攝取含有乳酸菌與納豆菌等益菌的食材，能夠幫助益菌增加。而若是益菌增加，腸道環境自然就會獲得改善，大便的型態當然也會處於最佳狀態囉。

3 多攝取富含膳食纖維的飲食

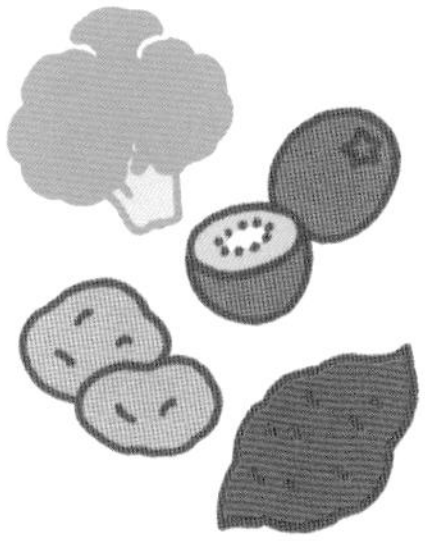

只要稍微下點功夫，就能夠在每天的飲食當中攝取大量的膳食纖維。譬如說可以在自然的漢堡肉中添加些豆渣，並配上芋薯類、綠花椰菜、水果等等。

4 攝取充足水分

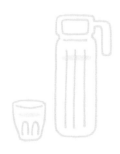

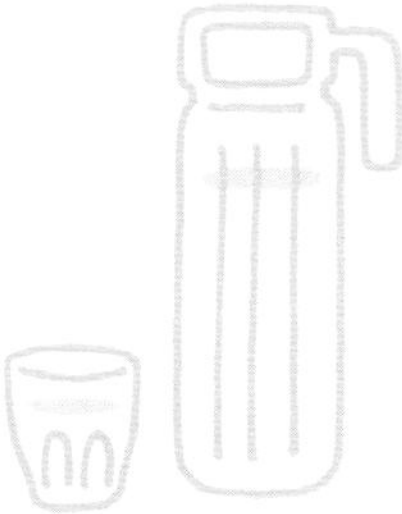

未攝取足夠水分，這是會造成便祕的原因之一。只要多注意每天都攝取充足水分，就能夠拉出一條柔軟且散發清香的大便。

5 讓身體休息，藉此消除壓力

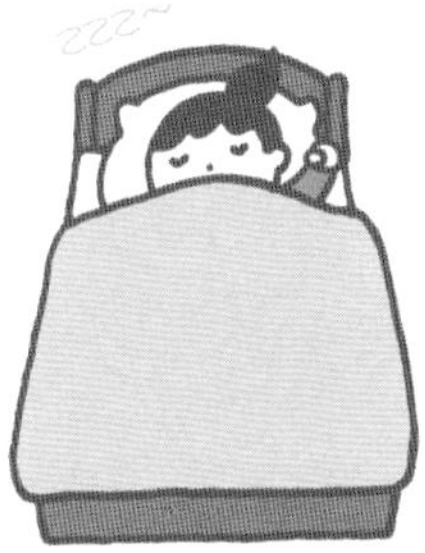

壓力大時，腸道環境將會惡化，導致壞菌增生。請學會一些適合自己的舒壓方法，譬如讓身體休養生息、購物或是去唱卡啦OK等等。

6 鍛鍊腹肌，提升排便能力

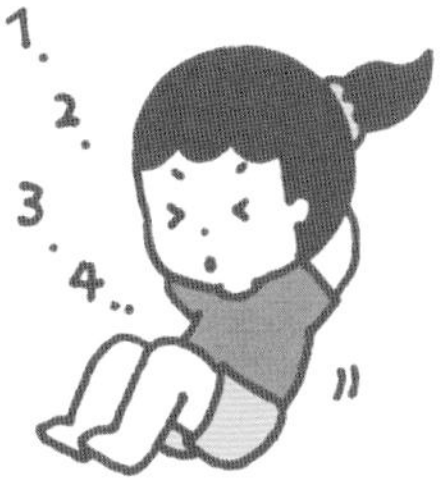

若腹肌沒有得到鍛鍊，就會沒辦法用力，這也可能是造成便祕的原因呢。所以要鍛鍊自己的腹肌，藉此提升排便能力，這也是重點所在。

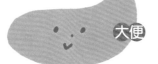

大便的大小與腸內細菌的數量呈正比！

雖說總是以拉出完美的黃金便作為目標，但總是懷抱壓力或是持續偏食，也會讓大便的狀態出現變化。就讓我們來探尋原因所在。

最近拉出小體積大便的人不斷增加

最近大便體積變小的人持續增加中，這代表他們的腸內細菌數量減少，因而無法維持腸道健康。原因在於近年來現代人的飲食生活歐美化，造成蔬菜的攝取量減少，以及人們越來越喜歡吃使用大量食品添加物的速食。舉例來說：二次大戰之前，日本人平均每天的排便量約有400克，但是現在卻降至150克左右，單看女性，甚至銳減至80克左右，這證明了現代人的腸道環境正在惡化中。所以要提醒自己多多攝取膳食纖維以及益菌，目標是拉出一條完美的黃金便。

持續減少蔬果攝取量與大便體積變小的關係

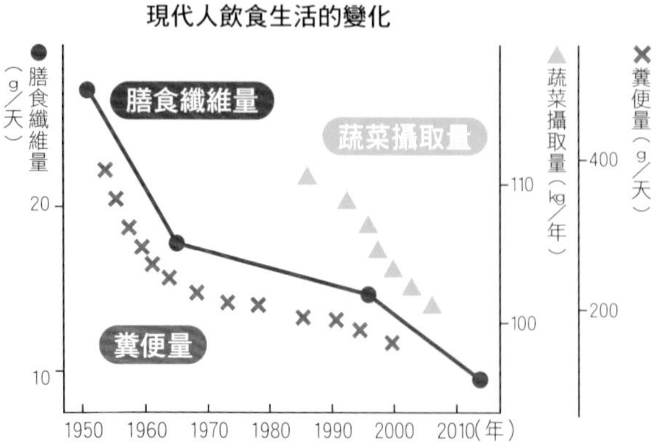

出處：《遠離醫生的乳酸菌生活》（三五館）

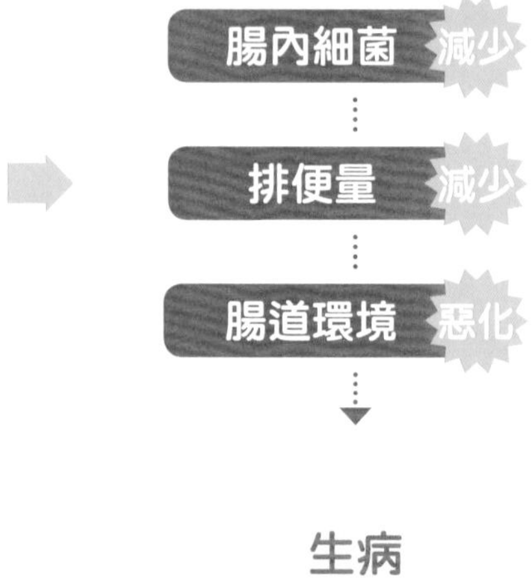

現代人在飲食生活上經常蔬菜攝取不足，因而出現膳食纖維攝取量不足的窘境。這造成腸內細菌減少，排便量也隨之變少，導致腸道環境惡化誘發疾病。

相貌堂堂的大便，證明了腸內細菌不只多，而且精力充沛！

拉出體積小的大便時，人體處於腸內細菌數量少，腸道環境惡化的狀態。相較之下，拉出相貌堂堂、體積碩大的大便時，則代表人體充分攝取了膳食纖維、乳酸菌、納豆菌等等，處於腸內益菌增殖，且腸道環境健康的狀態。若是能常保拉出相貌堂堂的大便，相信一定能夠感受到各種讓自己欣喜不已的效果。這種相貌堂堂的大便也會為人體帶來美容效果與健康呢！

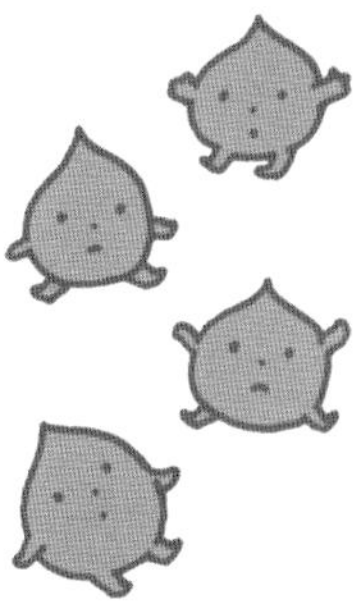

相貌堂堂的大便所帶來的效果

對凡事都積極進取！

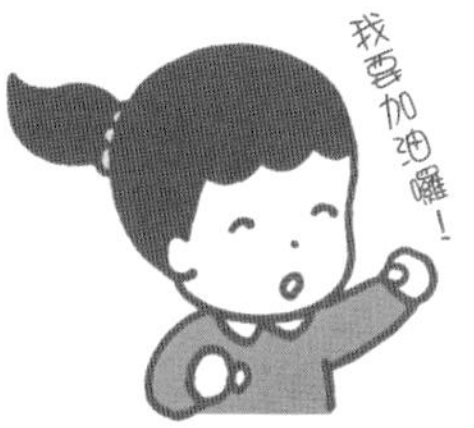

若是能舒暢無比地拉出一條氣宇軒昂的大便，心情也將變得暢快不已！如此一來，不管面對任何事，都能夠抱持樂觀積極的想法。

總是感到幸福洋溢！

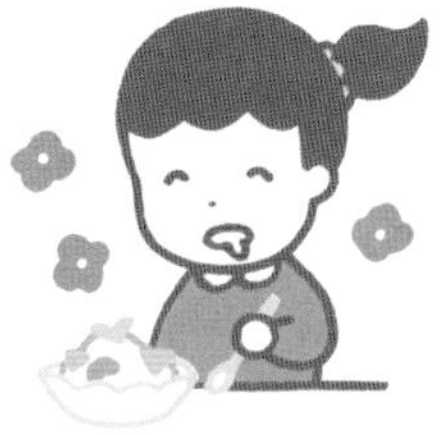

若是腸道環境獲得改善，人體就會分泌更多的多巴胺與血清素等幸福物質，因此隨時都能夠感到幸福洋溢。

超級健康！

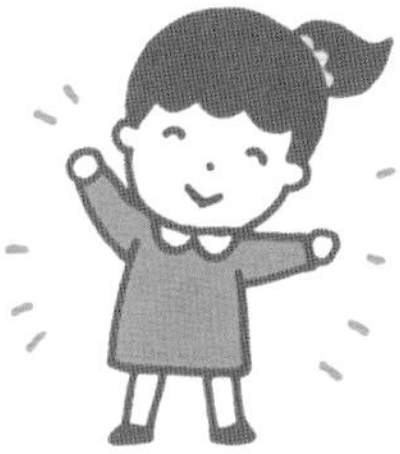

腸內細菌增殖，腸道處於益菌增多的狀態，這讓免疫力提高，因而獲得百病不侵的健康身體。

不容易罹癌！

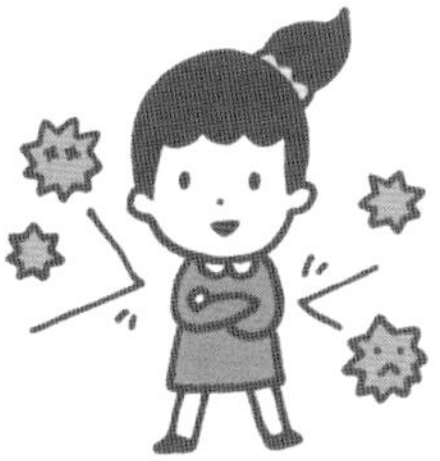

能拉出相貌堂堂的大便，證明腸道環境良好，益菌數量多。免疫力因而提高，變成不易罹癌的體質。

變成一個擅於工作的人！

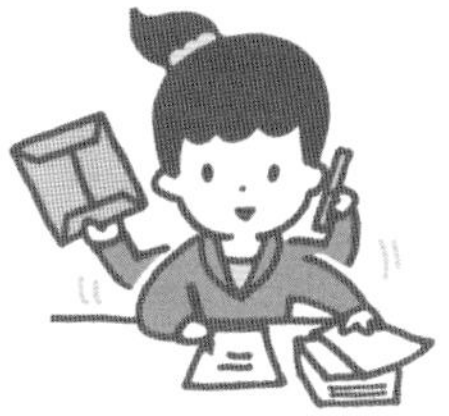

在生活上能夠做自己，毫不累積壓力的人，除了會擅於工作之外，也常常能夠拉出相貌堂堂的大便。

肌膚光澤動人！

整頓腸道環境能提高新陳代謝，並讓血液循環變好，因此能夠讓膚質變得滑嫩而有光澤。

腸道內真的有一片花海嗎？

讓人意想不到的是，在人們覺得髒污不堪的腸道當中，其實散布著一整片美麗的花海。此花海是腸內細菌的集合體，下面就讓我們來探尋這片花海的祕密吧。

人的腸管是一片由腸內細菌形成的花海，大小相當於一面網球場！

將人體的腸管攤開來看，其面積相當於一面網球場。各種各樣的腸內細菌於該處組成了集合體，並且於該處繁衍生息。由於這個腸內細菌的集合體美得就像是一片花海，因此又被稱之為「腸內菌叢」。成人的腸管內約有2千種的腸內菌叢，以細菌種類來說就有1千兆個以上，換算為重量大約是1至2公斤。保持腸內菌叢美觀，就能夠整頓腸道環境。如此一來將會提升免疫力，因而得到一個百病不侵的強健身體。

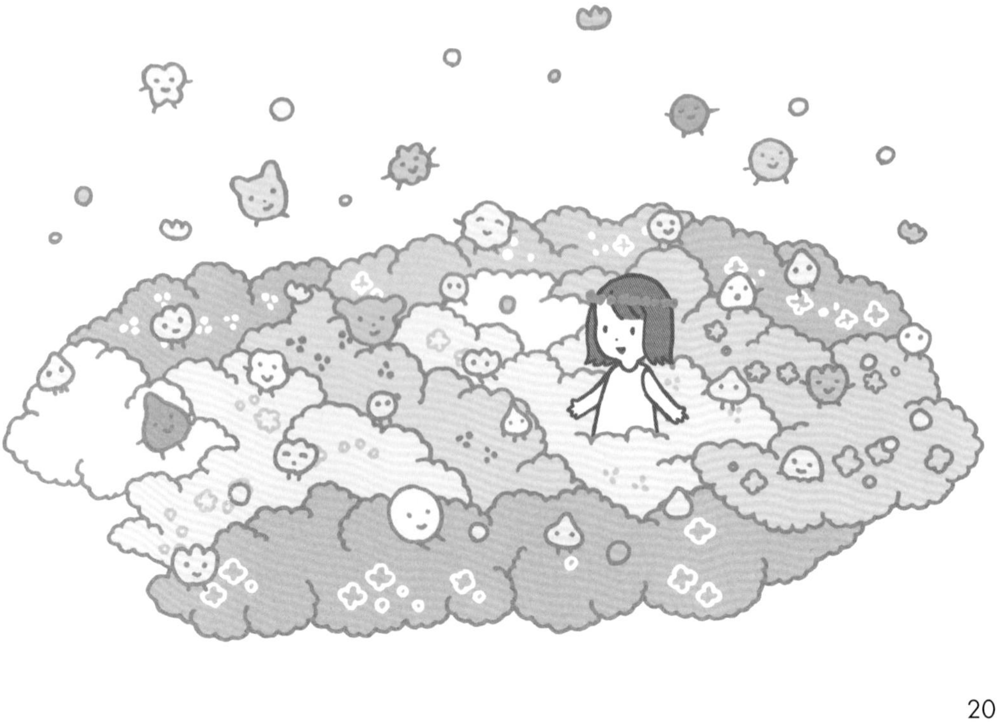

如果腸道內有大量益菌，就會開出一片美麗的花海！

掌握腸內細菌的平衡，藉此保持腸內菌叢的美觀！

根據功能不同，腸內細菌被分為「益菌」、「壞菌」以及「伺機性病原菌」這三種類型。益菌會幫助維持人體健康，而壞菌若過度增殖，則會開始做壞事。而伺機性病原菌則不屬於任何一方，幾乎所有的腸內細菌都可以說是伺機性病原菌。隨著情況不同，它有可能站在益菌方，也有可能與壞菌一起為惡。若要讓腸內菌叢健全地運作，重要的是維持「益菌多多，伺機性病原菌恰到好處，壞菌少少」的平衡。

腸內菌叢與3種細菌的關係

[比菲德氏菌]

[乳酸桿菌]

在腸內細菌當中具有強大的抗氧化酵素，因其活動而產生的代謝物將會幫助人體維持健康。

[鏈球菌]

[類桿菌]

又被稱作中間菌，中立的存在，無法斷定它是善是惡。在益菌以及壞菌當中，它會幫忙處於優勢地位的一方。

[產氣莢膜梭狀芽孢桿菌]

[葡萄球菌]

[大腸桿菌]

在腸內細菌當中，過度孳生就會在體內幹壞事的壞胚子。但是它們也能幫助排除進入腸道內的有害物質。

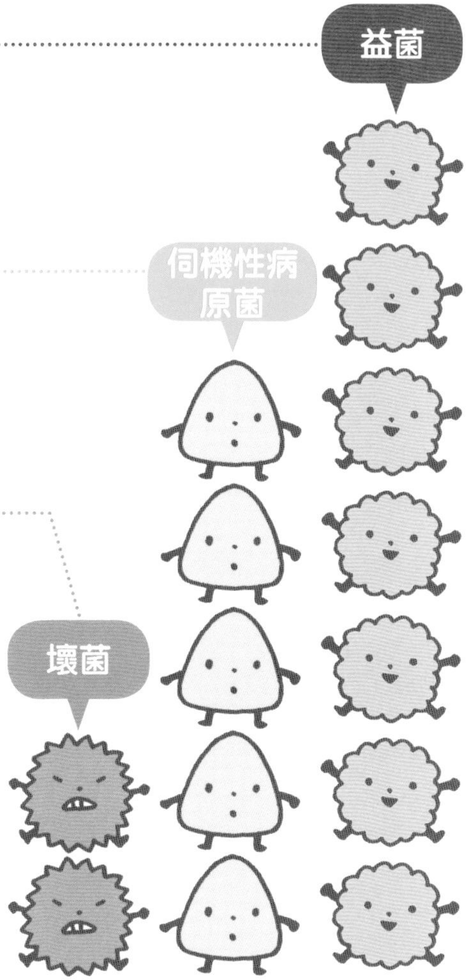

益菌多多
伺機性病原菌恰到好處
壞菌少少

維持最佳平衡！

年老後，腸內細菌會出現哪些變化呢？

從人類出生並且一路成長的過程當中，腸內細菌會產生哪些變化呢？
只要知道腸道細菌變化的傾向，就較容易能夠採取整頓腸道環境的對策。

明顯的老化現象，首先會出現在腸道！

隨著人類出生，並漸漸成長，行動範圍也會慢慢變廣。而飲食生活逐漸改變，小孩與大人在腸內細菌的種類上也會有所不同。此外，透過圖表可以發現，隨著新生兒、離乳期、成年期、老年期的經年改變，腸道內益菌與壞菌的平衡也會出現變化。邁入中老年之後，腸道內的比菲德氏菌將會減少，而壞菌（產氣莢膜梭狀芽孢桿菌、大腸桿菌等）則會急遽增加。若要改善此狀況，重要的就是在飲食生活中增加益菌，減少壞菌。

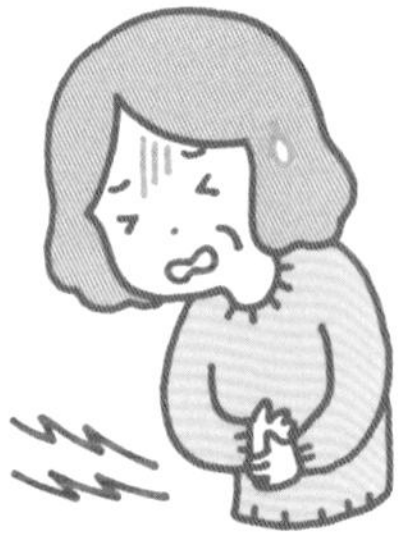

從人類的一生來看腸內細菌的變化

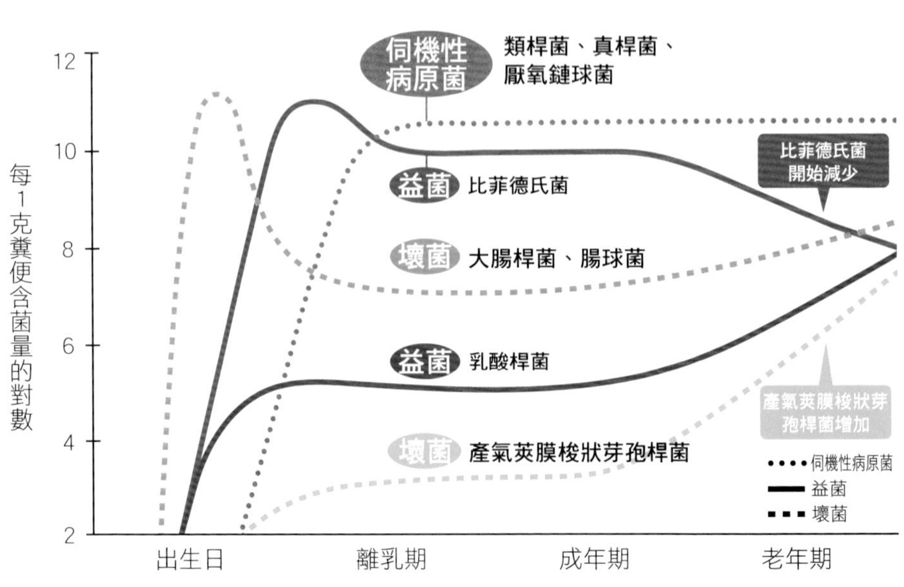

出處：光岡知足《wellness latter》No.4 2003

隨著年齡增長，腸道內益菌減少，壞菌增殖！

隨著年齡增長，各種壓力將會破壞腸內細菌的平衡

人類腸內的細菌，會隨著人類步入老年，漸漸減少益菌，增加壞菌。而日常飲食上偏食或是壓力大、過勞、使用含抗生素的藥等，都會促使壞菌進一步增殖。結果導致罹患慢性病的風險提高，有時甚至會引發癌症。特別是邁入中年後，壞菌更容易增加，因此在飲食上攝取能夠讓腸內益菌增加的食物最為重要。

隨年齡漸長而產生的腸內細菌機制

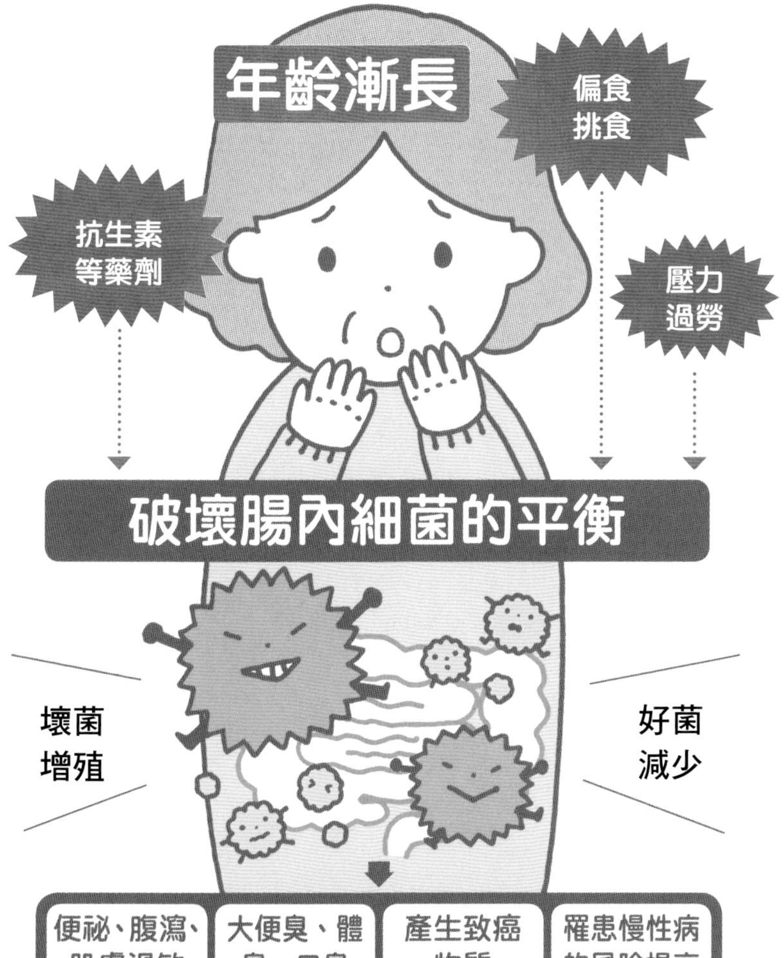

年齡漸長
偏食
挑食
抗生素
等藥劑
壓力
過勞
破壞腸內細菌的平衡
壞菌
增殖
好菌
減少
便祕、腹瀉、肌膚過敏
大便臭、體臭、口臭
產生致癌物質
罹患慢性病的風險提高

壞菌增加，腸道內會出現什麼變化呢？

當因為年齡漸長、壓力、偏食等情形造成腸道內的壞菌變多時，腸道內會出現什麼變化呢？讓我們來了解腸內細菌平衡的變化機制吧。

腸內細菌總在互搶地盤

腸道內存有種類多樣的腸內細菌。腸內細菌被分為益菌、伺機性病原菌、壞菌這三種類型，而它們常常都在搶奪彼此的地盤。舉例來說，當人類因為年齡漸長或是感到壓力時，腸道內的壞菌將會稍微增加，此時其他那為數眾多的伺機性病原菌將會對壞菌靠攏，讓壞菌進一步增殖。相反的，若是好菌稍微增加，伺機性病原菌就會對好菌給予協助，進而讓好菌處於優勢地位。也就是說，伺機性病原菌占據腸內大半部分的地盤，因此握有腸道環境的關鍵。所以要知道，若是生活習慣紊亂，而打亂腸內細菌的平衡，就可能會一口氣讓腸道環境惡化。

腸道內壞菌增加的機制

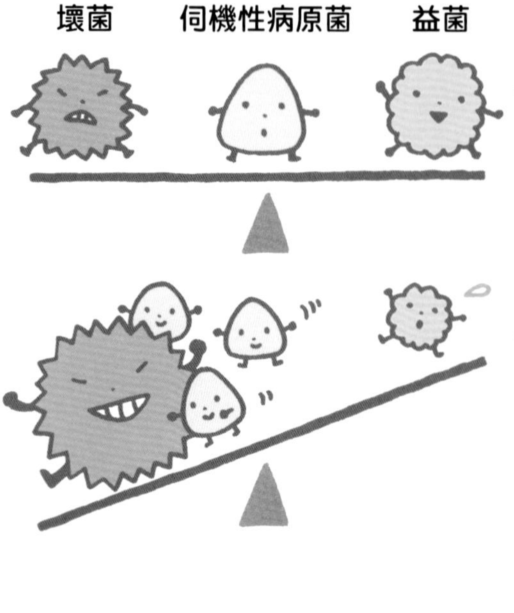

保持良好平衡的狀態

若是壞菌增加……

伺機性病原菌就會向壞菌靠攏

壞菌就增殖啦！

伺機性病原菌屬於中立的細菌，當壞菌占據優勢地位，它們就會成為壞菌的夥伴，讓壞菌大量增殖。相反地，若是益菌占據優勢地位，則伺機性病原菌也會成為益菌的夥伴讓益菌大量增殖。

髒污的腸道將產生大量毒素！

壞菌增加會讓腸道污損，進而引發疾病！

若是在飲食上偏好於只吃速食及加工食品，或是有壓力、年齡漸長等情形，種種原因加在一起就會造成壞菌一口氣增殖。置之不理的話將會導致腸道髒污，而產生有害物質，引發老化以及各種疾患問題。請特別注意，若是常常攝取壞菌喜歡的食物，就有可能造成腸道環境紊亂不堪。從現在開始還不算太晚，改變飲食習慣，藉此增加益菌可是相當重要的。

壞菌增殖後，腸道內的狀況

總是吃些壞菌最喜歡的食物

肉類、漢堡、炸雞等速食，含有動物性脂肪以及蛋白質，這些可都是壞菌的最愛啊！

壞菌於腸道內增殖

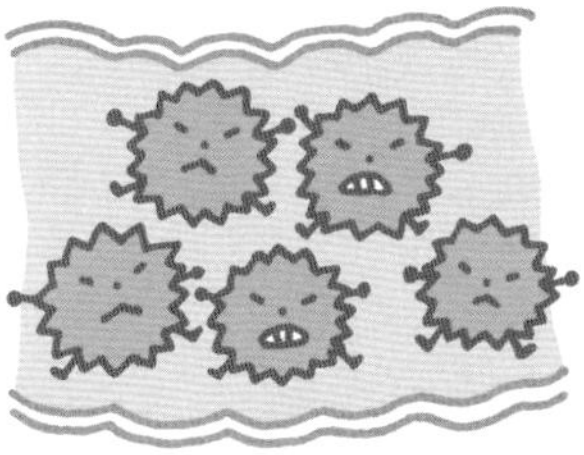

油膩的肉以及速食會成為壞菌的養分，進而拉攏伺機性病原菌，讓壞菌一口氣增殖。

腸道黏稠，髒污不堪

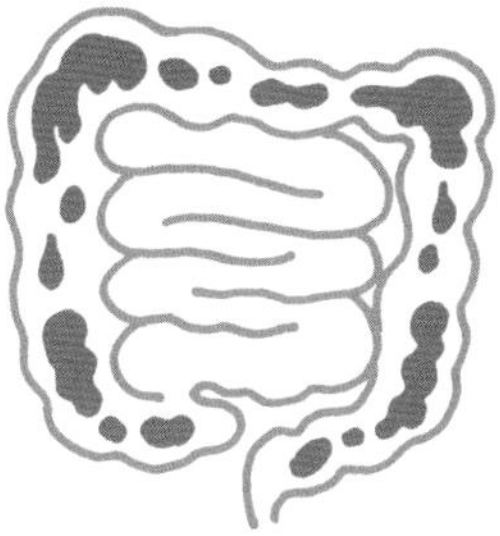

由於壞菌增殖，從中將會製造出硫化氫、胺等具有強烈毒性的物質，進而污染腸道。

引發老化以及各種疾患

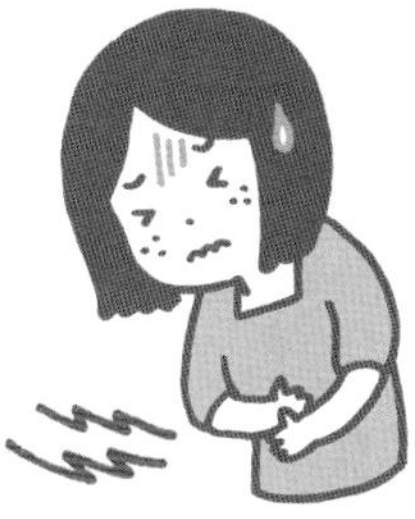

消化吸收的機能低落，難得攝取的營養素卻無法被充分吸收，導致其他臟器陷入功能不全的窘境。

腸內細菌與抗老化有什麼關聯？

常常聽到人家說：「整頓腸道環境就會年輕10歲。」這是為什麼呢？
下面就讓我們來看看腸內細菌與抗老化之間的關係吧。

增加自體乳酸菌就是最佳的抗老化之道！

我們人類的腸道內寄居有乳酸菌，但並不是每個人體內的種類都如出一轍，而是各有不同。因此不管吃進多麼昂貴的優格，若是其中所包含的乳酸菌並不適合自己，那可就是白費功夫了。而若是增加自己專屬的腸道內乳酸菌，就能夠獲得提高免疫力，以及抗老化等功效。除了在日常飲食上盡可能攝取益菌，市面上還有一種名為「乳酸菌生成萃取液」的產品，這種產品是讓16種不同的乳酸菌於豆漿中發酵、熟成，並抽取乳酸菌的菌體成分以及其分泌物所製成，攝取這款產品也能夠有效增加自體乳酸菌。

每個人的腸內細菌都是南轅北轍！

人類出生之後，乳酸菌將立刻寄居於腸道內

當胎兒還在母親的子宮時，是生活在無菌狀態之下，但是當胎兒通過產道要誕生於世時，口中會吃入各種各樣的細菌，並將細菌帶入腸道環境。根據帶入細菌量的程度差異，每個人的腸內菌也會各有不同。而乳酸菌會在人類出生之後立刻寄居於腸道內。

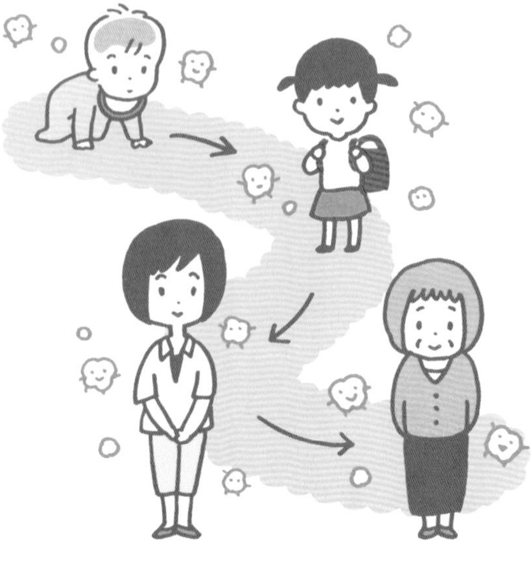

直到離世為止，腸道內都寄居著同類型的乳酸菌

在人類成長的過程當中，行動範圍也隨之擴大，因此會接觸到形形色色的細菌，腸內菌的種類以及數量也會跟著增多，藉此整頓腸道環境。而直到離世為止，人體的腸道內都會寄居有同類型的乳酸菌。

增加自體乳酸菌，讓你變年輕！

多攝取能幫助增加益菌的食物，藉此增加自體乳酸菌！

雖說若是要增加自體乳酸菌，攝取「乳酸菌生成萃取液」是最為有效的方法，但其實只要改善我們的日常飲食，也能夠有效增加自體乳酸菌喔。重點就是要多加攝取能夠成為自體乳酸菌養分的食物。雖然活著的乳酸菌也很重要，但是像優格這種對胃酸較弱的乳酸菌，或是牛蒡、芋頭等食物的膳食纖維，都可以為自體乳酸菌提供養分。除此之外，每天持續攝取這類飲食也是重點所在。

增加腸內自體乳酸菌，就會獲得下列益處

1 防止老化

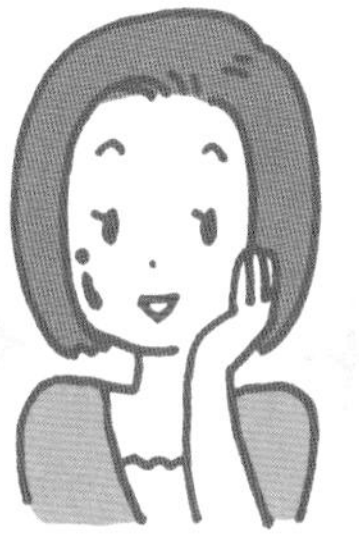

若是腸道內淤積老廢物質，將導致新陳代謝趨緩，加速人體老化。若是能增加腸內乳酸菌，則腸道內的益菌將會處於優勢，因此能活化新陳代謝，並預防人體老化。此外，美膚效果也是一等一呢！

2 治療疾病

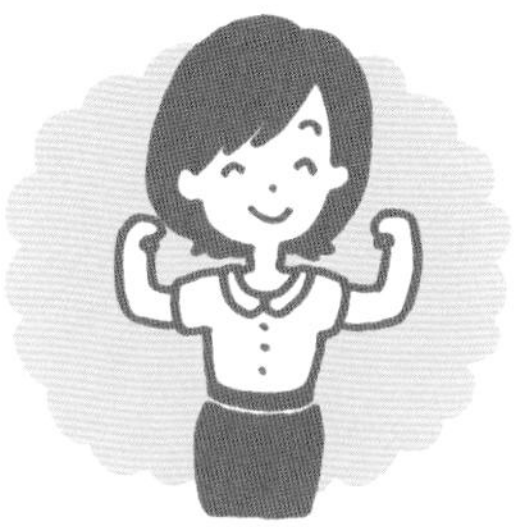

若是能夠增加自體乳酸菌，藉此讓腸道內的益菌處於優勢地位，並整頓腸內菌叢。如此一來，就能夠讓腸道環境轉為酸性，並去除病原菌，提升自體免疫力，打造不易生病與過敏的體質。

3 增加幸福物質

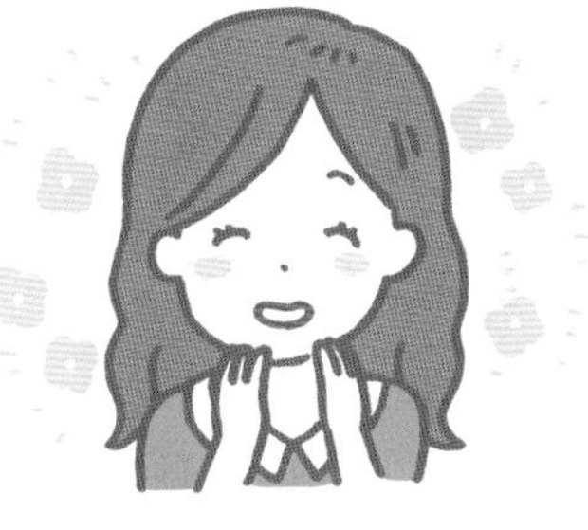

若是自體乳酸菌增多，腸道環境因而獲得整頓，腸內細菌就會將幸福物質，也就是多巴胺與血清素等腦部神經傳導物質的前驅物質順暢地送達腦部。

4 預防食物中毒

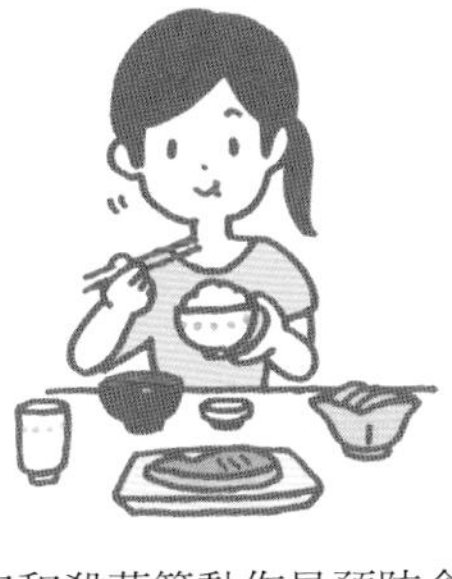

洗手、漱口和殺菌等動作是預防食物中毒的基本之道，而增加自體乳酸菌同樣也是個有效的方法。在腸內菌當中，不少種類都負責進行免疫反應或是解毒，因此可以幫助我們解決有害物質。

增加自體乳酸菌的重點是什麼？

保持腸道環境平衡相當重要。已經瞭解到自體乳酸菌的重要性後，現在就來學習增加自體乳酸菌的具體方法吧！同時也可以掌握與壞菌和平相處的訣竅所在。

為了要讓伺機性病原菌變成益菌的夥伴，要讓益菌增加，藉此整頓腸內菌叢。

為了將腸內菌叢整頓至理想狀態，重要的是增加自體乳酸菌，讓益菌於腸道內處於優勢地位，藉此讓伺機性病原菌變成夥伴。那是否讓壞菌完全銷聲匿跡最好呢？事實上又不是這樣。就如本書第21頁提到的，最佳的狀態是「益菌多多，伺機性病原菌恰到好處，壞菌少少」。若是壞菌的數量少，它們就不會是壞蛋，此時益菌能夠正常工作，壞菌也能夠盡到自己的作用。我們必須要增加自體乳酸菌，這樣不只是能讓腸內益菌處於優勢地位，還能夠讓壞菌有效運作。

壞菌也有作用，它們不是絕對的壞蛋！

1 排除O-157等有害菌

當O-157等有害菌入侵腸道時，大腸桿菌等壞菌會一馬當先，幫助排除這些有害菌。

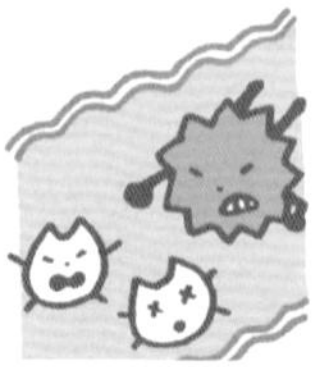

2 幫助分解纖維素

幫助分解牛蒡、香菇等食物所含有的不溶性膳食纖維，也就是纖維素，藉此作為益菌的養分。

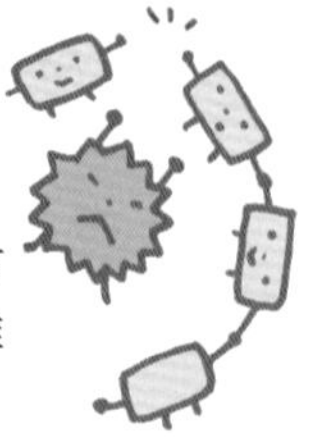

3 合成人體運作所需的維生素

壞菌也具有抑制血液中的膽固醇，與合成人體運作所需的維生素等作用。

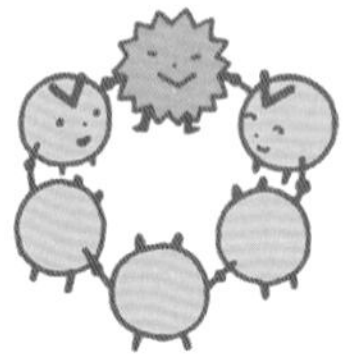

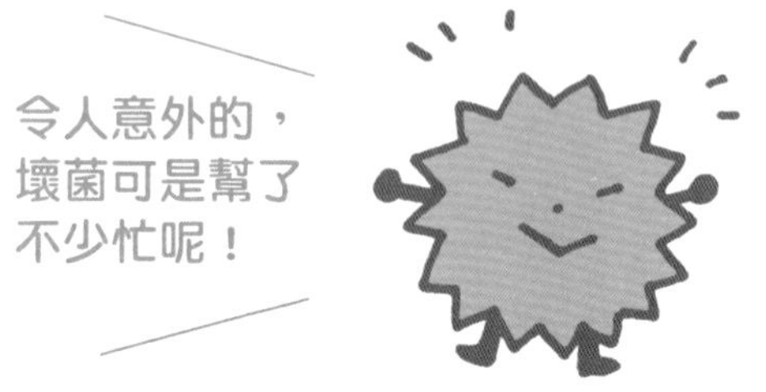

每天於飲食中攝取能增加益菌的食物是相當重要的！

讓益菌增加，進而讓壞菌盡力工作

若要增加自體乳酸菌，就要多多攝取含有乳酸菌與納豆菌等細菌的食材，或是膳食纖維等自體乳酸菌的養分來源。而加工食品、零嘴餅乾，或是只攝取肉類的偏頗飲食會讓腸內細菌減少，因此是錯誤的。讓我們過著以青菜、豆類、水果為主的飲食生活吧。若是自體乳酸菌增加，益菌將會處於優勢地位，也就能夠讓數量較少的壞菌盡力工作了。

整頓腸道平衡，不增加壞菌的方法

1 每天攝取蔬菜類、豆類、水果

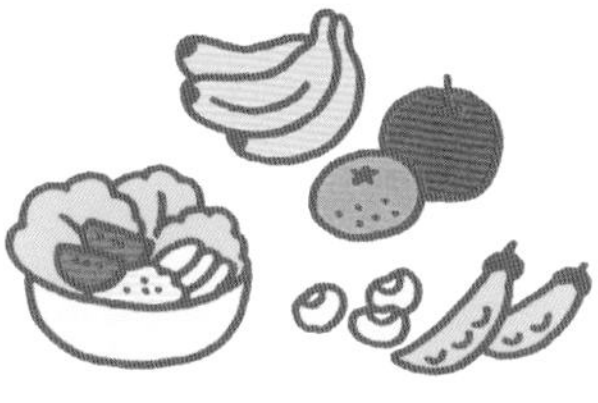

讓我們多多攝取豆類等含有植物性蛋白質的食物，以及蔬果等含有植物性化合物、維生素，這些具優秀抗氧化效果的食物會讓壞菌不要增加。

2 攝取富含纖維素的食材

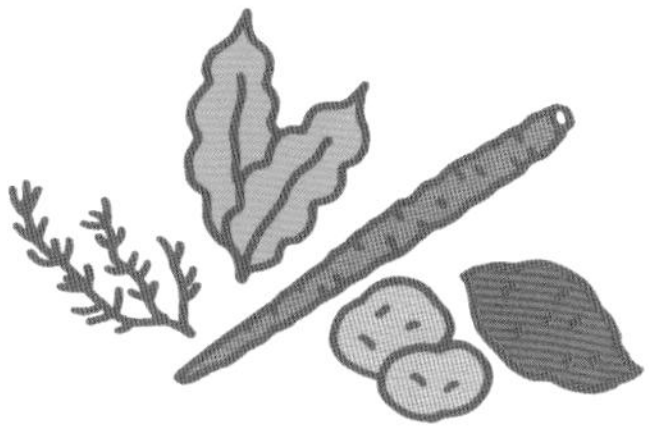

不溶性膳食纖維除了能讓腸內細菌增加，還能夠增加大便的體積，藉此促進排便。接下來匯集腸道內的殘渣與細菌殘骸會讓大便變得更大，特別是牛蒡、秋葵、綠花椰菜等食物當中含有豐富的纖維素。

3 攝取富含水溶性膳食纖維的食材

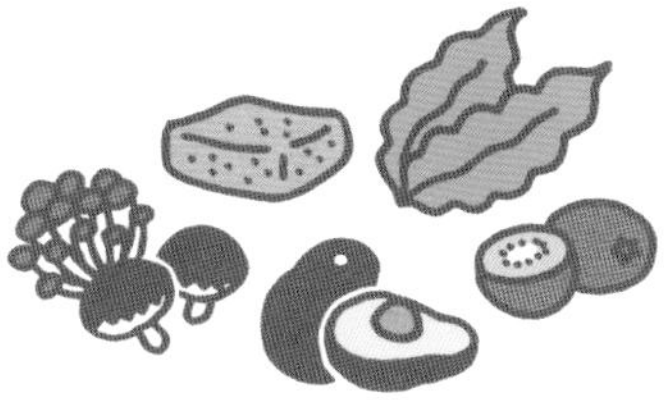

腸內細菌也非常喜歡水溶性膳食纖維，由於腸道內含有水分，因此這種溶於水的膳食纖維在進入腸道內之後，就會化為黏稠的膠狀物，吸附腸道內的有害物質、膽汁酸、膽固醇等物質，並一起排出體外。

4 攝取優格與寡糖等能為益菌提供養分的食材

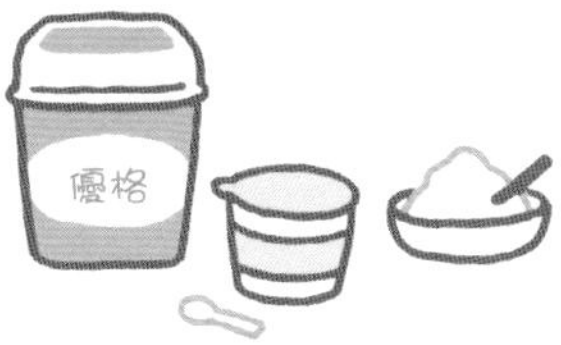

專家學者指出，優格內的乳酸菌很怕胃酸，因此無法活著抵達腸道，但是卻可以成為腸內益菌的養分。除此之外，也建議各位食用洋蔥、大豆、香蕉、蜂蜜等食材，因為其中所含有的寡糖也具有相同功效。

原來菇菇是菌類啊！

每當吃菇類時，我們不會想到它有什麼特別的功效，往往只認為它是種低卡且含有豐富膳食纖維的食材。其實菇菇的真面目是「菌類」啊！

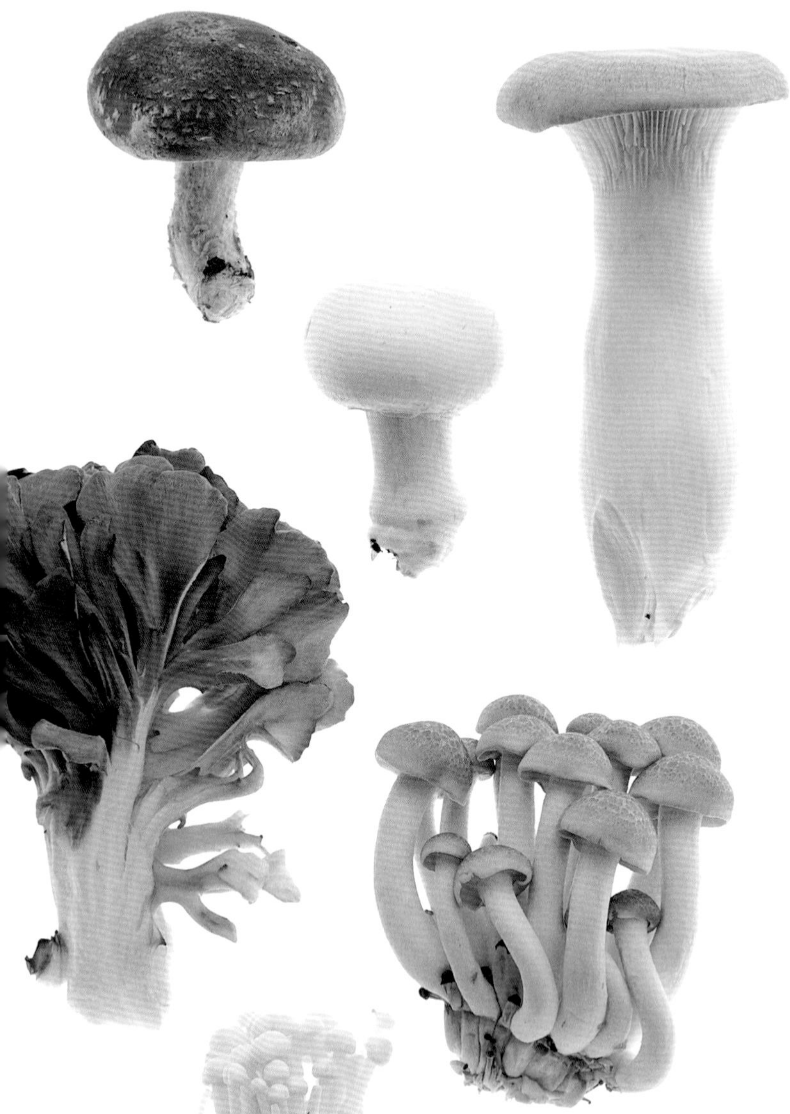

菇菇是細菌的結合體，整顆吃下就能開始滋味鮮美的「菌活」！

是否有人認為花菇、金針菇、鴻喜菇、珍珠菇、杏鮑菇等香菇都是蔬菜類呢？

事實上，菇類在動物、植物之後的第三生物群當中，被分類為「菌類」。也就是說，菇類就是菌類。因此吃香菇就代表將細菌給整個吃下肚，餐餐攝取香菇，可以幫助腸內增加益菌。除此之外，菇類也含有豐富膳食纖維，能為益菌提供養分，藉此改善腸道環境。只要每天注意香菇的攝取量，就能夠達到減肥、美肌、整腸等效果，還能有效消除身體水腫。

優格到底有效還是無效？真實情況是？

坊間充斥著各式各樣的資訊，有人說優格有益腸道健康，也有人說吃優格是白費功夫。究竟真實情況如何呢？

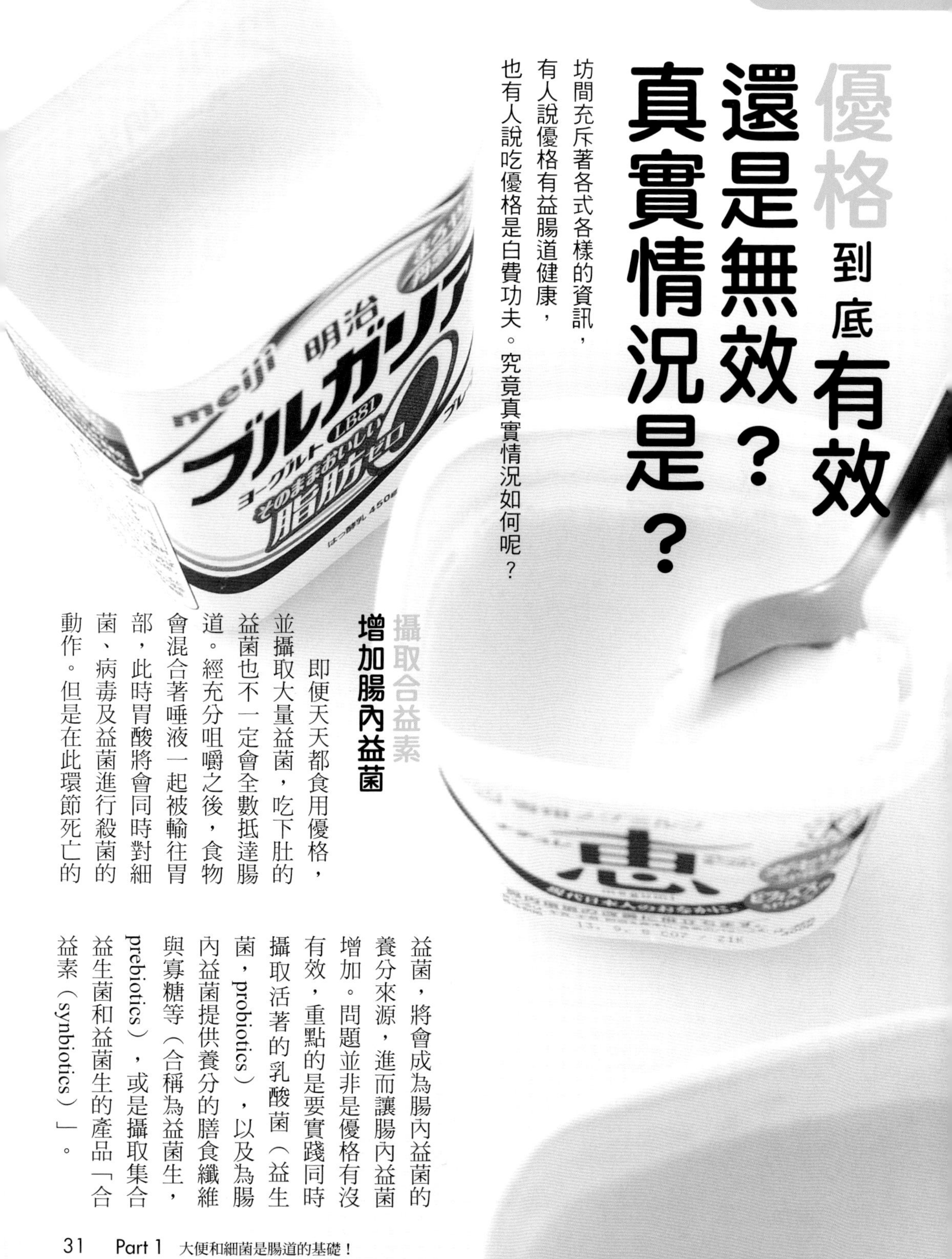

攝取合益素 增加腸內益菌

即便天天都食用優格，並攝取大量益菌，吃下肚的益菌也不一定會全數抵達腸道。經充分咀嚼之後，食物會混合著唾液一起被輸往胃部，此時胃酸將會同時對細菌、病毒及益菌進行殺菌的動作。但是在此環節死亡的益菌，將會成為腸內益菌的養分來源，進而讓腸內益菌增加。問題並非是優格有沒有效，重點的是要實踐同時攝取活著的乳酸菌（益生菌，probiotics），以及為腸內益菌提供養分的膳食纖維與寡糖等（合稱為益菌生，prebiotics），或是攝取集合益生菌和益菌生的產品「合益素（synbiotics）」。

如何找到適合自己的菌種？

現在擺放於超市、便利商店等商家架上的多款優格，所含菌種也是種類繁多。

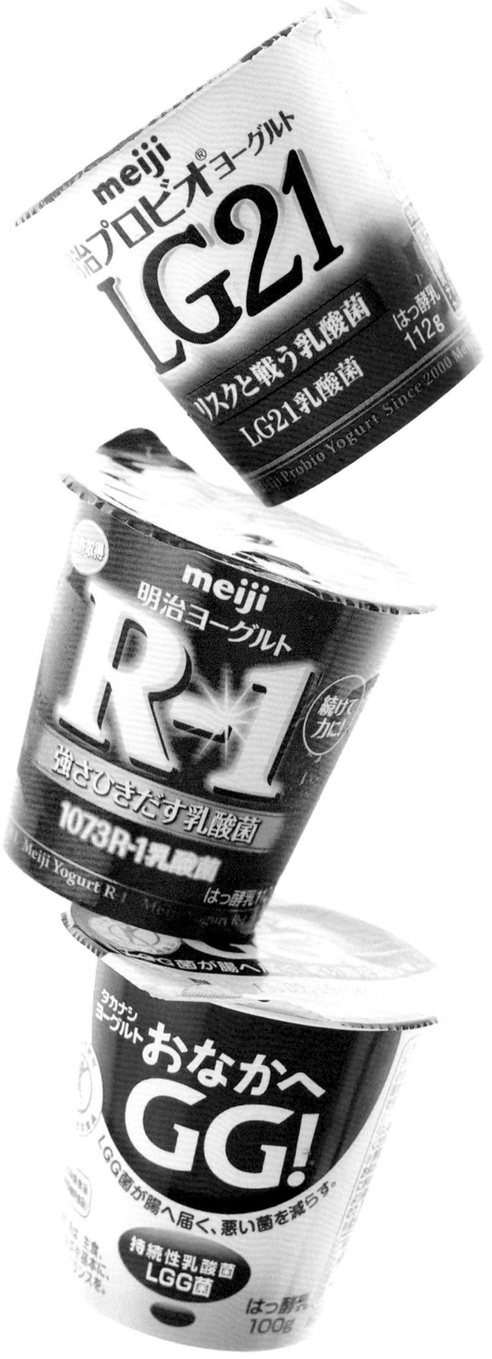

連續食用兩週，期間觀察排便順暢度與肌膚狀況

優格當中的乳酸菌並非僅有單一菌種，而是有比菲德氏菌、保加利亞乳桿菌、酪蛋白乳酸桿菌等諸多菌種。我們將這些細菌的種類稱之為菌種，現在市面上販售有多款優格，當中的菌種具有多樣性的健康效果。但是並非所有的菌種都適合自己，因此在挑選優格時，重要的是其中含有自己體內原有的乳酸菌。若想要找到適合自己的菌種，就要連續兩週都食用含有相同菌種的優格。若是發現自己排便順暢，而且肌膚狀況也越變越好，這就是適合幫助你整頓腸道環境的菌種。

活著抵達腸道的，乳酸菌有哪些？

在日本具有傳統代表性「發酵食品」當中，含有大量的乳酸菌。而且其中含有的乳酸菌備受矚目，因為它們可以活著抵達腸道。

和食當中有許多發酵食品，讓我們重新省視其中所含的乳酸菌

講到乳酸菌，也許會有不少人聯想到起司或是優格。事實上那些在日本自古相傳，對日本人來說相當熟悉的食品當中，也含有大量的乳酸菌。其中具代表性的有醬油、醋、味醂等調味料，另外還有米糠醃菜、納豆、鹽醃物等，這些食物從以前開始就很常出現在餐桌上。而這些乳酸菌則被分為動物性以及植物性等兩種。而優格與起司等動物性乳酸菌，往往在抵達腸道之前，就會被胃酸給消滅掉，只能成為腸道益菌的養分；但是味噌、納豆等植物性乳酸菌則可以讓益菌活著抵達腸道，幫助創造出美麗的腸內菌叢。

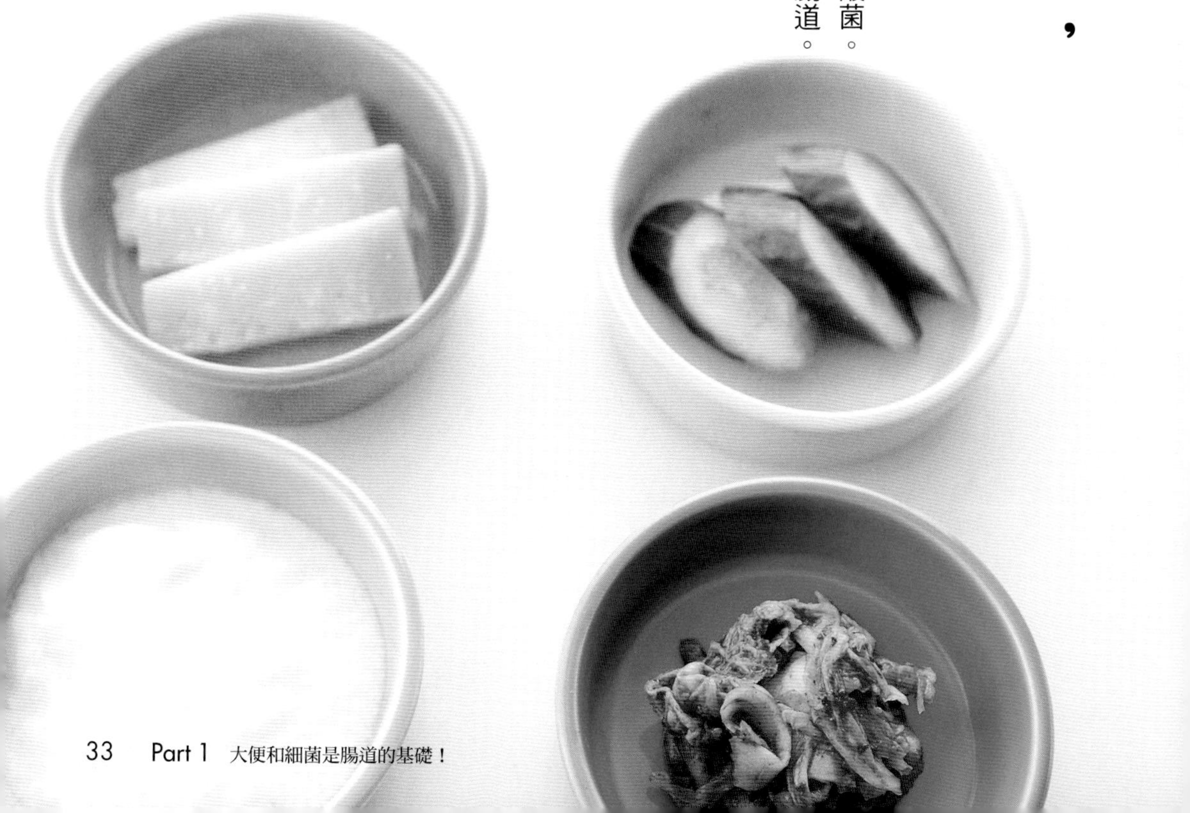

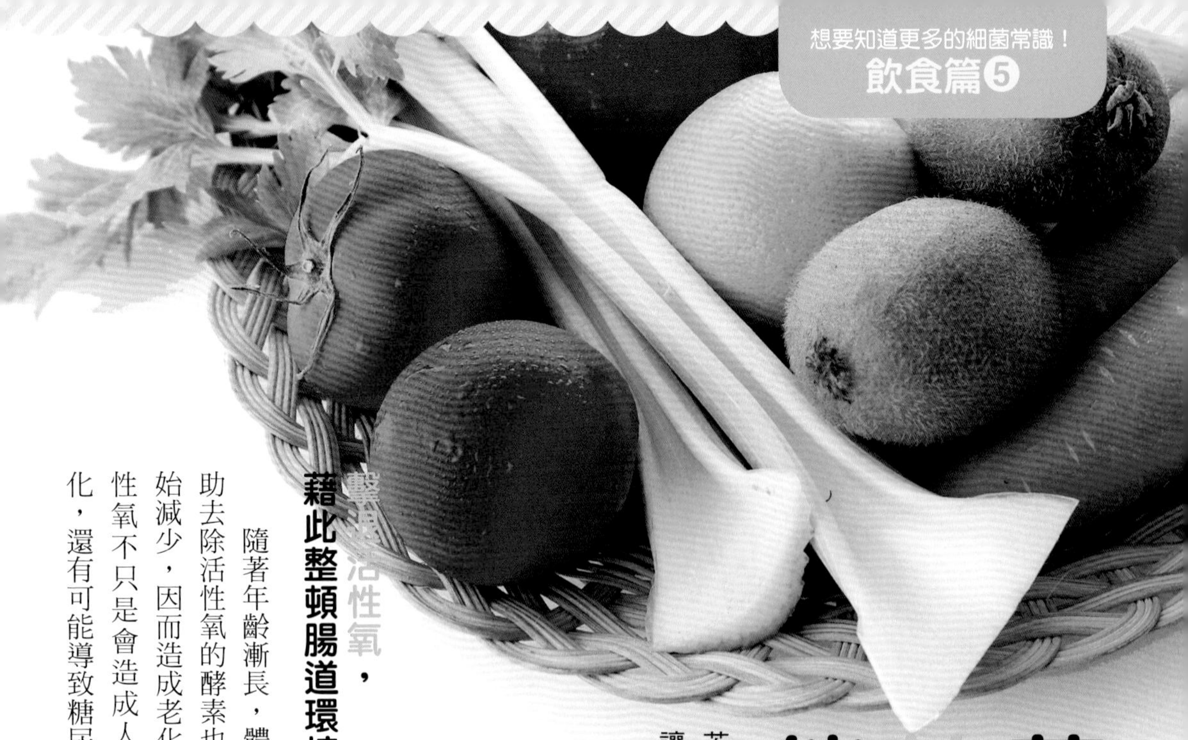

蔬果富含的植物性化合物能擊退疾病與老化！

若要整頓腸道環境，重要的是減少活性氧。讓我們每天都攝取富含植物性化合物的蔬果吧！

擊退活性氧，藉此整頓腸道環境！

隨著年齡漸長，體內幫助去除活性氧的酵素也會開始減少，因而造成老化。活性氧不只是會造成人體老化，還有可能導致糖尿病、腦中風、心肌梗塞等疾病，同時也與癌細胞的產生有所關聯。除此之外，這也會對腸內細菌造成傷害，導致壽命縮短，或是免疫功能下降等等。

若要整頓腸內環境，最重要的就是增加活著的益菌，或是去除腸道內的活性氧。為此，讓我們在用餐時仔細咀嚼食物，藉此分泌大量唾液，並攝取具優秀抗氧化作用的食材吧！其中蔬果富含具高度抗氧化作用的植物性化合物，因此也建議各位可以多加攝取。

大量攝取 鹽麴與甜酒

鹽麴已經漸漸成為一種普遍的調味料了，而甜酒則是具有養顏美容的功效，它們都屬於植物性發酵食品，能夠讓腸內益菌增加。讓我們每天都攝取這些食品吧！

攝取乳酸菌，讓腸道更健康！

相信各位仍對曾經颳起一股巨大風潮的鹽麴感到記憶猶新，而以多年來貼近人們生活的麴為原料製作而成的發酵食品，如甜酒等，當中都含有大量的乳酸菌。所謂的麴，指的就是讓一種名叫做麴菌的黴菌，於稻米、麥子中繁殖而產生的東西。麴當中含有100種以上的酵素，也會產生能夠分解澱粉、蛋白質的酵素，以及維生素B群等。而鹽麴的原料是麴，若是在烹煮肉類、魚類、豆類等食品時加入鹽麴，除了能夠引出食物的美味之外，還具有幫助消化的功效呢。除此之外，麴甜酒是透過麴菌的力量，讓糯米、白米產生糖化，藉此引出甜味，也推薦各位攝取此類食品。

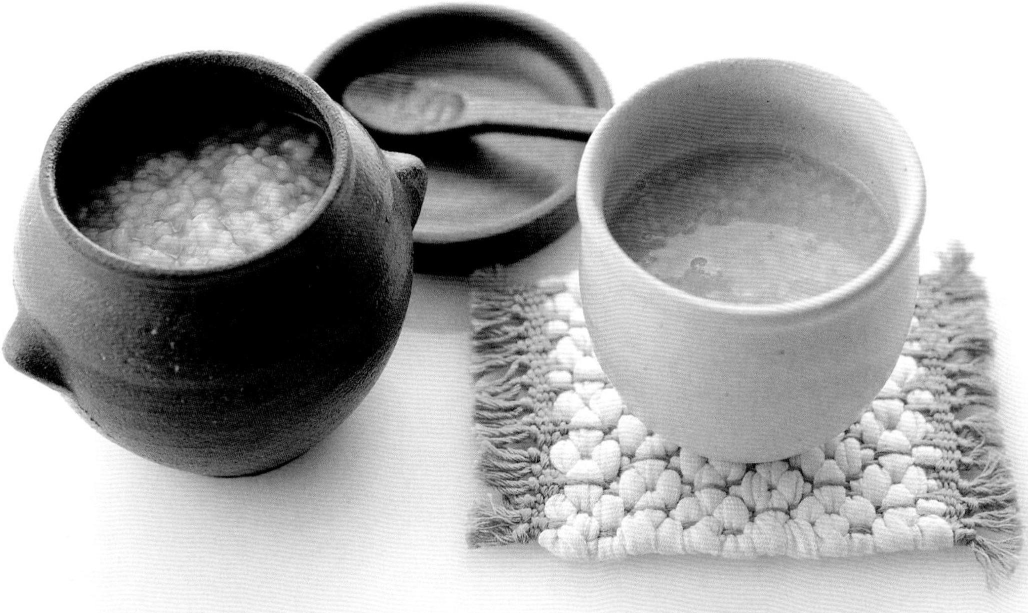

別被濫竽充數的發酵食品給騙啦！

發酵食品能夠讓益菌增加，並整頓腸內菌叢，因此目前備受矚目。在選購時可要看清楚使用的原料，才能夠買到真貨。

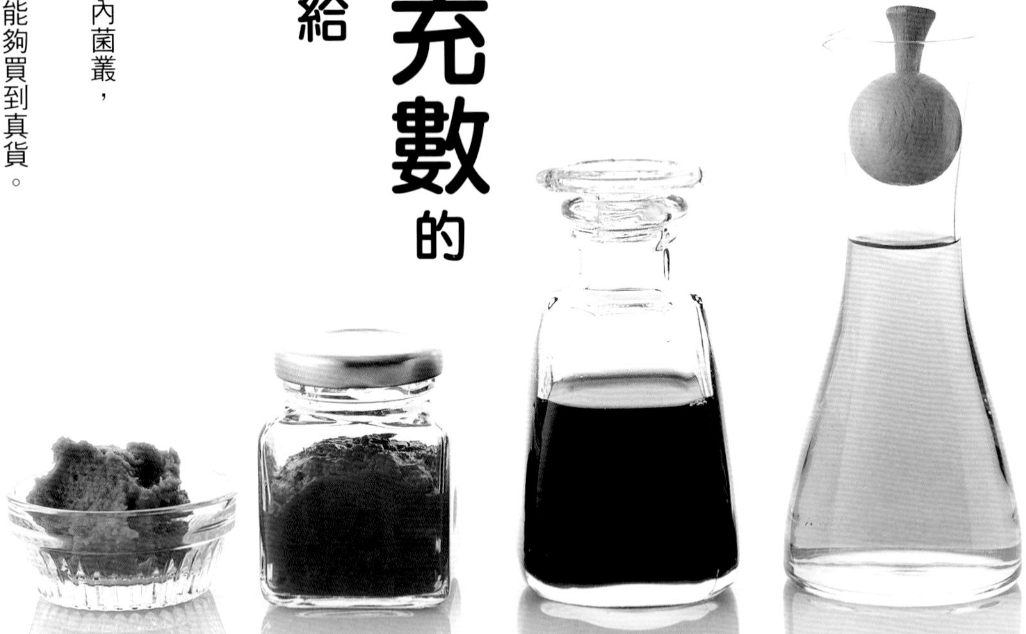

具備能選擇真正發酵食品的眼光

雖說發酵食品能夠整頓腸道環境，但是否每種發酵食品都具有相同功效呢？事情又不是這樣子。市面上普遍充斥著濫竽充數的發酵食品，因此在選購上務必要小心留意。這類發酵食品大多有使用化學調味料、防腐劑、添加物等，藉此加快製造速度，並且增加保存能力。這類發酵食品會對腸內細菌造成傷害，所以應該要避免食用。

製造期間長達一年以上的味噌跟醬油才會是真貨，當然也有像是醃漬物與米糠醃菜等，只使用看得見的調味料進行調味的食品，因此，在選購時務必要仔細確認原料標示。

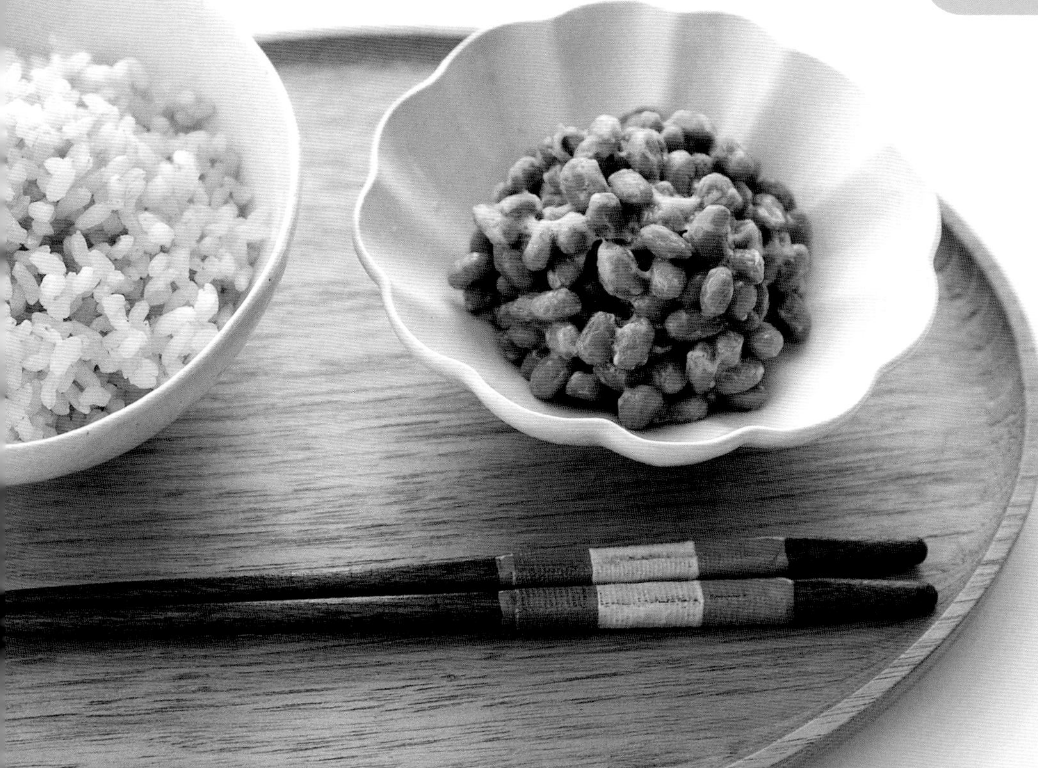

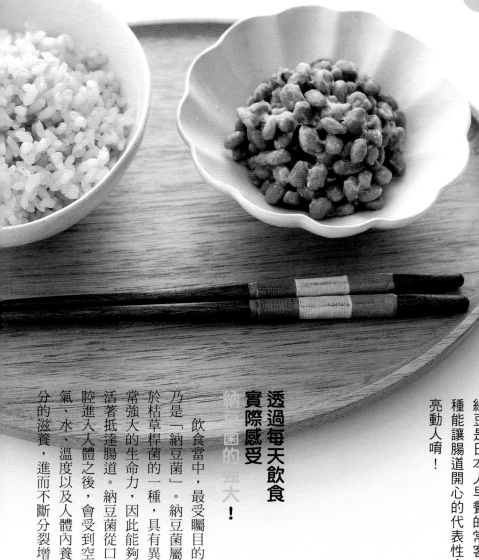

納豆菌是資優生

納豆是日本人早餐的常客，當中含有豐富的納豆菌，是一種能讓腸道開心的代表性食材。每天攝取，就會讓腸道閃亮動人唷！

透過每天飲食實際感受納豆菌的強大！

飲食當中，最受矚目的乃是「納豆菌」。納豆菌屬於枯草桿菌的一種，具有異常強大的生命力，因此能夠活著抵達腸道。納豆菌從口腔進入人體之後，會受到空氣、水、溫度以及人體內養分的滋養，進而不斷分裂增生。最後會擴散於整條大腸當中，並長時間對腸道形成保護。納豆菌是一名資優生，當它活著抵達人體腸道，除了會自行轉化為益菌之外，也會幫助讓比菲德氏菌等其他益菌增加。除此之外，黃豆是納豆的原料，也是腸內細菌最喜歡的營養來源，它對腸內細菌可說是好處多多啊。研究指出納豆菌也具有抑制癌症的功效。

知識COLUMN 1

改善腸道環境，幫助治療心病！

近年來憂鬱症患者的數量節節升高，2008年時已經超過104萬人。吃藥治療是治療憂鬱症的主要方法，一般會給予增加腦內血清素的藥劑。該類藥物能夠讓患者感覺幸福，進而治療憂鬱症。但是事實上，使用抗憂鬱藥物後，有可能會出現自殺傾向等副作用，此外每兩名憂鬱症患者在治療後，就有一名會再次發病。因此從上述情況看來，可以說以現行的治療方法，尚難以根治憂鬱症等精神方面的疾患。在這樣子的背景之下，改善腸道環境一事備受矚目。研究指出，患有心理疾病的人，其腸道內的壞菌數量極多，而腸內細菌也有偏少的傾向。改善腸道環境能夠讓幸福物質血清素增加，因此能夠有效治療心病。

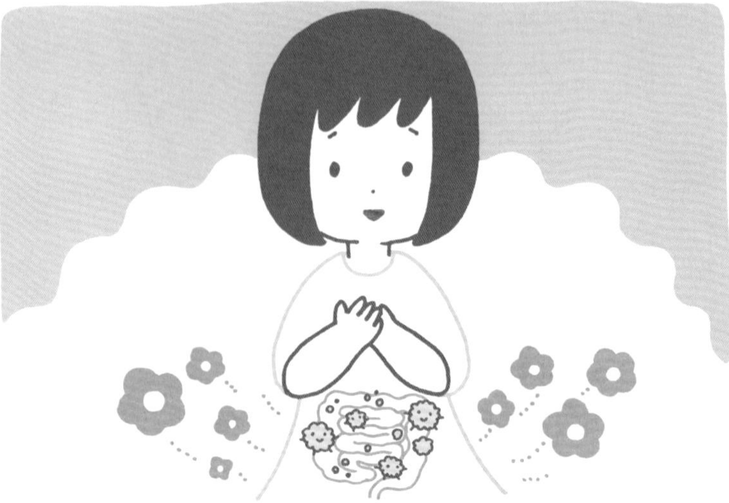

Part 2

培養「腸道細菌」的基本知識，以及如何食用的方法

既然我們已經掌握了腸道、大便、細菌的基本知識，
那就快點來實踐吧！
讓我們來學習培養腸內細菌的步驟，
以及有效吸收益菌的食用方法、運用食譜的方法吧。

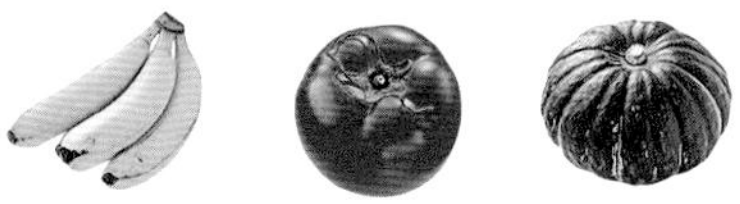

增加好菌的飲食方法

增加腸內細菌，獲得美麗與健康！

菌活大推薦

飲食的重點為何？

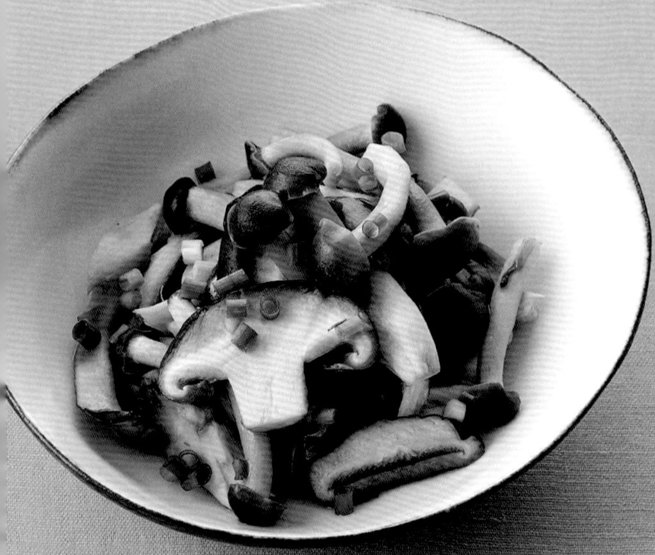

只要增加益菌就好了嗎？

來吧！今天就開始菌活人生，變成閃亮亮的美人吧！

有時候只是感覺肚子有點不舒服，但往往過沒多久就會出現感冒，或是肌膚過敏等健康問題。這是一個警訊，可能由於生活不規律、壓力過大，或是偏頗的飲食等，造成壞菌於腸道內增殖，進而讓健康亮起了紅燈。若是置之不理，將會導致免疫力降低，並且引發各種疾病。

因此我建議各位可以每天攝取含有菌類的食物。沒錯，我就是在說時下當紅的「菌活」（「菌活」是日本的流行用語，意指「培養腸內細菌的

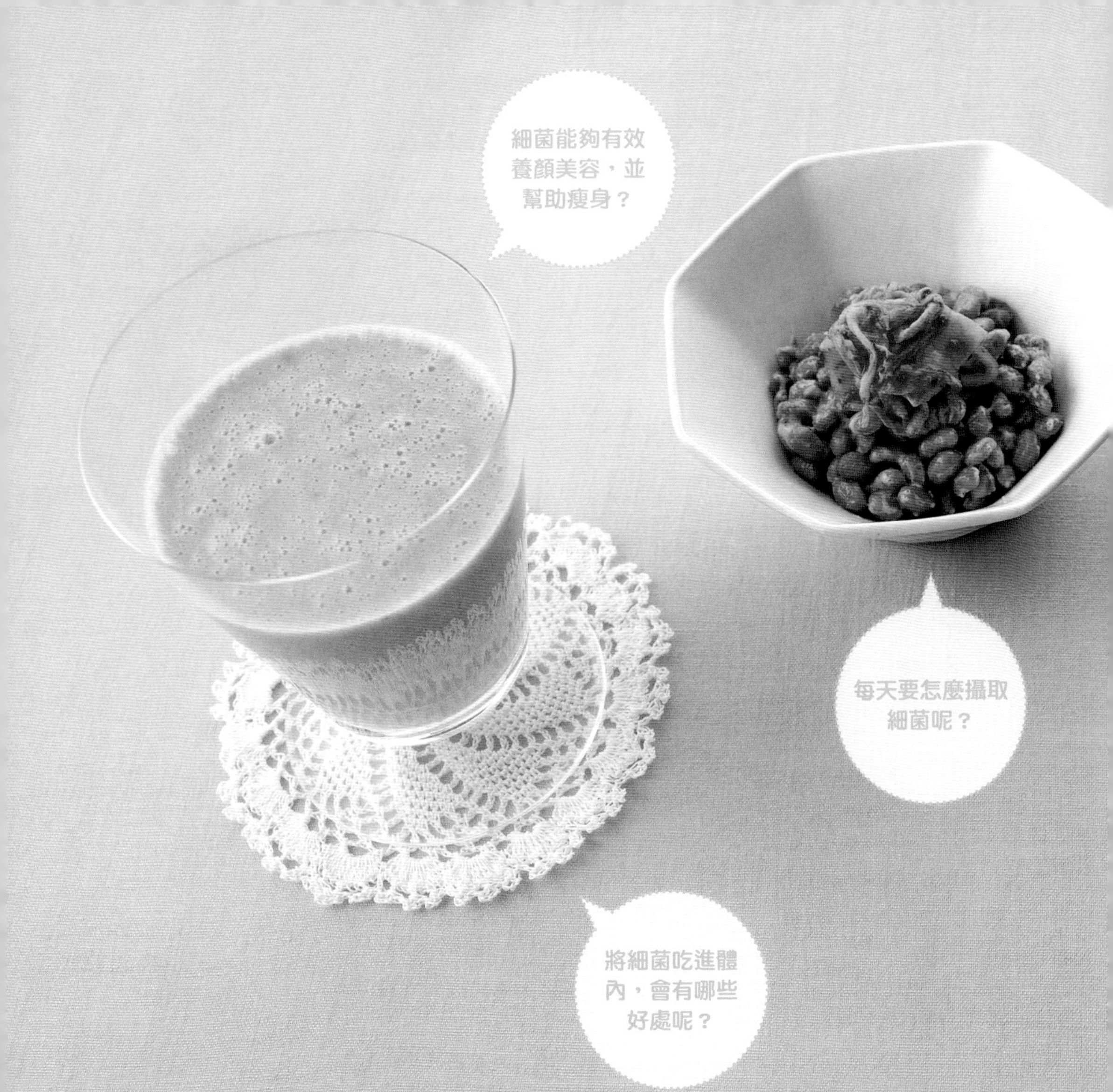
細菌能夠有效養顏美容，並幫助瘦身？
每天要怎麼攝取細菌呢？
將細菌吃進體內，會有哪些好處呢？

生活」）。乳酸菌、納豆菌等細菌能夠將腸內菌叢整頓乾淨，所以就讓我們每天攝取含有此兩種菌類的食材，藉此改善腸道環境吧。

在此列舉出含菌的食材當中，我所推薦的三樣食材。第一種是含有比菲德氏菌等乳酸菌的「優格」，請於每天早上及每天晚上，搭配新鮮蔬果一同享用吧。第二種是日本人吃早飯時的最佳配菜「納豆」，但每次都是相同味道會容易吃膩，因此可以別出心裁地添加其他食材，藉此創造出全新滋味。而第三種則是種類豐富的「菇類」，香菇從頭到腳都是菌類，因此每天都攝取菇類吧。事不宜遲，馬上就讓我們實際使用這三樣食材來製作料理吧。只要每天持之以恆，就可以讓你的腸道環境漂亮得不得了，身體也變健康，肌膚也會變得滑嫩無比呢！

為何攝取大量的菌類，能讓腸道與身體歡欣鼓舞呢？

大家都知道菌活有益身體健康，但為何攝取細菌會是件好事呢？下面就來探尋這讓腸道與身體歡欣鼓舞的菌類有何祕密吧。

年齡漸長、壓力、常常外食，這些原因會造成腸內細菌減少，進而引發疾病與老化！

腸內細菌出生與成長於我們的大腸中。若是一個健康的人，其腸道內就會保持著益菌、壞菌、伺機性病原菌組成最佳的平衡。但若是受到年齡漸長所影響，或是懷抱壓力、持續外食等，腸道內的益菌數量就會減少，壞菌跟著增加。結果就會導致腸道內產生腐敗物質，並於腸道內轉變為有害物質，最後人體就會透過腸壁吸收有害物質。上述情況會引發各種疾病，並造成老化，請一定要注意。

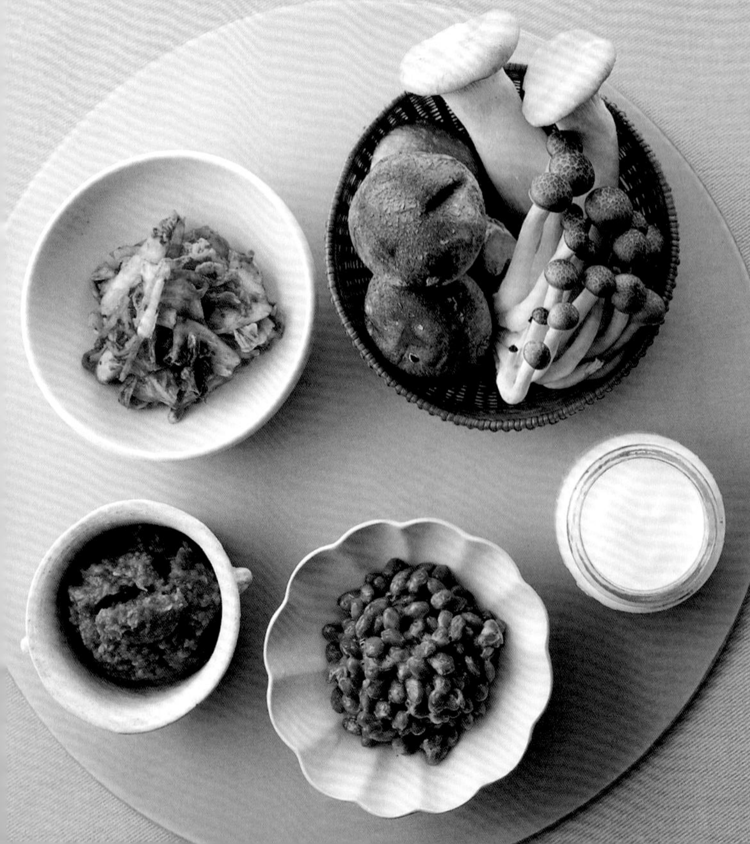

腸內細菌增加，益菌就會活化！

每天攝取益菌，能夠讓腸內細菌增加，進而提升免疫力與新陳代謝！

很多原因都會造成壞菌增殖，若是要減少這些壞菌，就必須記得每天攝取益菌。攝取含有大量益菌的食材，能夠讓益菌在腸道內占據優勢，進而讓美麗的腸內菌叢對外擴張。只要保持此種狀態，就能夠提升免疫力與新陳代謝，並獲得美麗與健康。另外，重點在於，一輩子都要持續進行菌活，而非只進行一段時間就作罷。

攝取細菌，藉此增加益菌的機制

食用含有豐富菌類的食材

↓

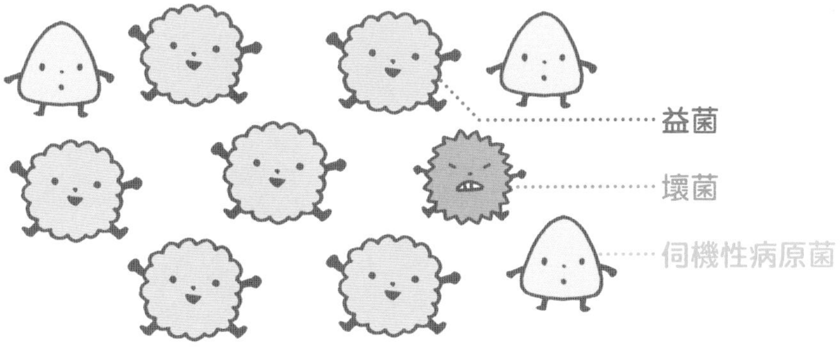

益菌於腸道內占據優勢地位！

↓

獲得美麗與健康！！

提升免疫力　養顏美容　消除便祕　提升新陳代謝　……etc.

菌活帶來這些好處

1

每天早上排便順利、順暢！

菌活能讓腸內細菌歡欣鼓舞，進而整頓腸道環境，讓益菌占據優勢地位。而益菌能促進消化與吸收，並增加腸道的運動，讓整個人隨時都舒暢無比！而且在拉完便便之後，還能夠體會到——「哇，拉得好爽！」的暢快感受呢。

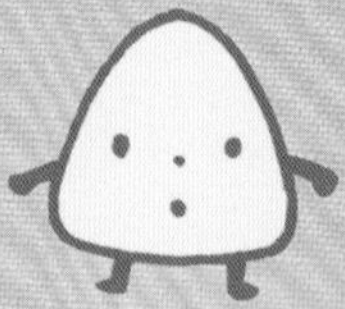

2

讓肌膚變得光澤滑嫩！

從腸道內將老廢物質排出，體內的抗氧化系統就會開始運作，進而提升代謝。代謝提升之後，自然也會增加肌膚的新陳代謝，最後就會得到滑嫩細緻的美麗肌膚囉！

3

越來越舒暢！有瘦身效果

雖然只攝取優格、納豆、菇類等三項食材就已經很有效果了，但若是能搭配膳食纖維、植物性化合物等能夠幫助整頓腸道環境的食品，就能夠讓便祕消失得一乾二淨。如此一來就能提升新陳代謝，並自體內排出老廢物質，讓整個人都變得苗條。

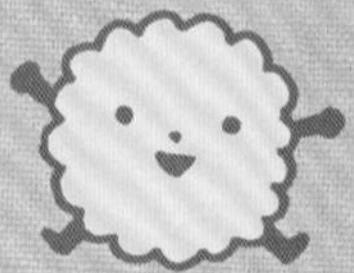

4 打造不會感冒的強壯體質！

若是常常感冒，代表這個人的免疫力較差。而壓力過大與生活習慣不規律也有可能讓人常常感冒。一邊進行菌活，同時改善生活習慣，就可以在不知不覺間整頓腸道環境，並且提高免疫力，如此一來就能打造不容易感冒的體質。

5 讓自己幸福洋溢，總是能笑臉迎人！

多巴胺與血清素是腦內的神經傳導物質，又被稱作「幸福物質」。而腸內細菌會製造出這些幸福物質的生成材料，也就是前驅物質，並將之送往腦部。持續進行菌活，並且讓腸道內益菌的比例增加，人類的幸福感必定也會隨之提升。

6 增加腸內細菌，藉此預防癌症！

菌活能夠有效預防癌症。多攝取含有益菌的食材，以及有益腸道健康的食材，或是適度運動，並抱持積極樂觀的態度過生活，就能夠讓腸內細菌增加，並打造出良好的腸道環境。腸道環境負責了體內約70%的免疫細胞，因此整頓腸道環境就是最佳的預防癌症之道。

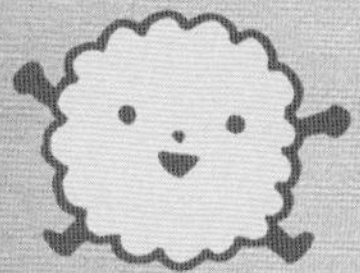

7 打造不怕食物中毒的體質！

勤洗手，常漱口，或是用氯、加熱進行殺菌的動作，這些都是預防食物中毒的方法。但若是能透過菌活讓腸內細菌增加，就能夠讓進入體內的食物中毒菌無法作惡。腸內細菌會進行免疫反應與解毒，藉此擊敗壞菌，進而預防食物中毒。

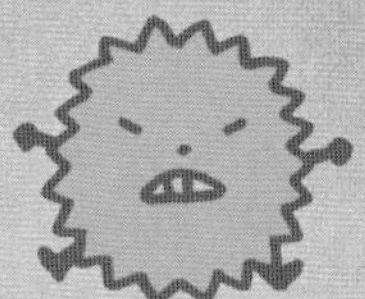

幫助增加腸道內益菌！

藤田老師

推薦的10種食材

在進行菌活時，重點在於有意識地攝取乳酸菌、納豆菌、菌類等能夠讓腸道內益菌增加的食材。在此為各位介紹藤田老師推薦的10種食材。

1 納豆

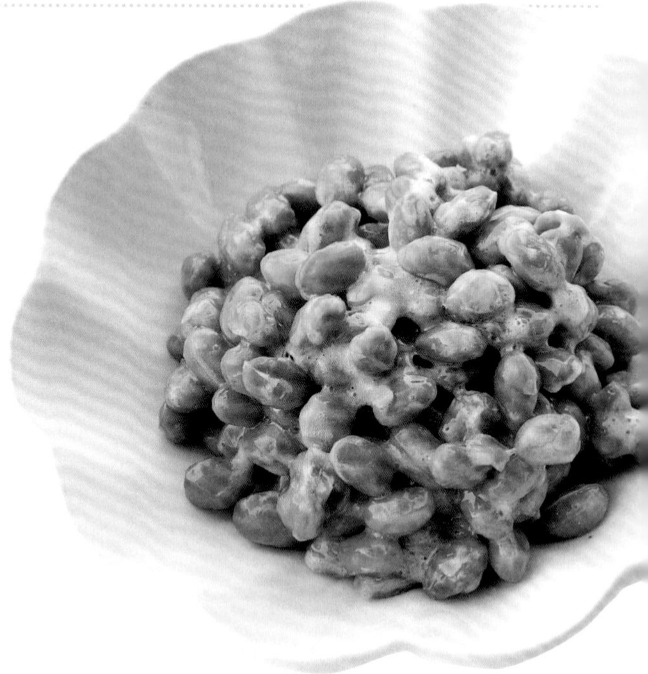

黏答答的納豆菌也含有益菌喔！

納豆來自日本，這是一種透過納豆菌讓黃豆發酵製作而成的發酵食品。吃納豆能夠幫助攝取納豆菌。此外，納豆當中除了含有腸內益菌之外，也含有大量屬於土壤細菌的伺機性病原菌。除此之外，也含有讓骨骼強壯的維生素B_2以及維生素K。

讓益菌增加！矚目成分&菌種 納豆菌/膳食纖維/維生素B群/維生素K等

2 優格

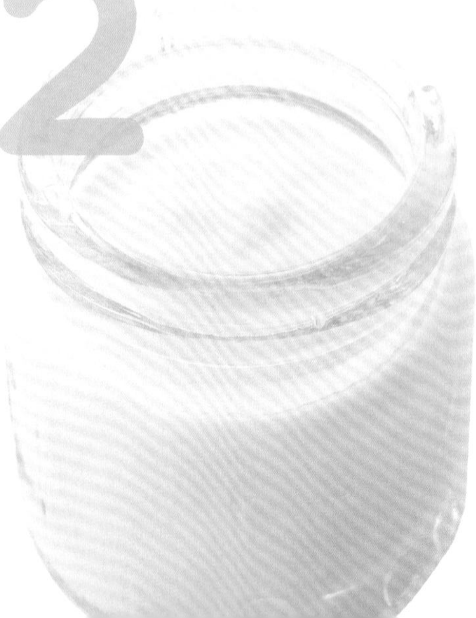

幫助補充各種乳酸菌！

優格當中含有比菲德氏菌、保加利亞乳桿菌、酪蛋白乳酸桿菌等多種乳酸菌，可幫助改善腸道環境。往往乳酸菌在抵達腸道之前，就在胃酸當中死得一乾二淨了，但是乳酸菌所製造出的物質卻能夠幫助改善腸道環境。

讓益菌增加！矚目成分&菌種 比菲德氏菌、保加利亞乳桿菌、酪蛋白乳酸桿菌/鈣等

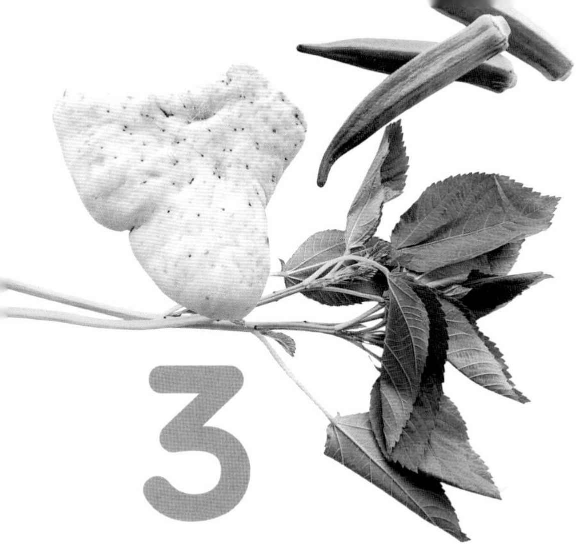

3

秋葵、山藥等黏性蔬菜

水溶性膳食纖維會成為益菌的養分

像是秋葵、山藥、黃麻菜等黏性蔬菜當中，都含有豐富的水溶性膳食纖維。這種水溶性膳食纖維能夠吸收水分，進而增加排便量，或是降低膽固醇、血糖值、中性脂肪等等，還能夠成為腸道內益菌的養分，所以請多多攝取這類蔬菜吧。

讓益菌增加！矚目成分&菌種 水溶性膳食纖維/維生素B群等

4

菇類

含有豐富膳食纖維，而且本身就是菌種的寶庫！

菇菇的種類豐富，有花菇、鴻喜菇、金針菇、杏鮑菇等等。因為香菇被分類在菌類，因此每天攝取是理想的情況。菌類能夠增加腸內益菌，而且其中富含的膳食纖維能夠讓大便的體積變大，是一種能整頓腸道環境的食材。

讓益菌增加！矚目成分&菌種 菌類/不溶性膳食纖維/β-聚葡萄醣等

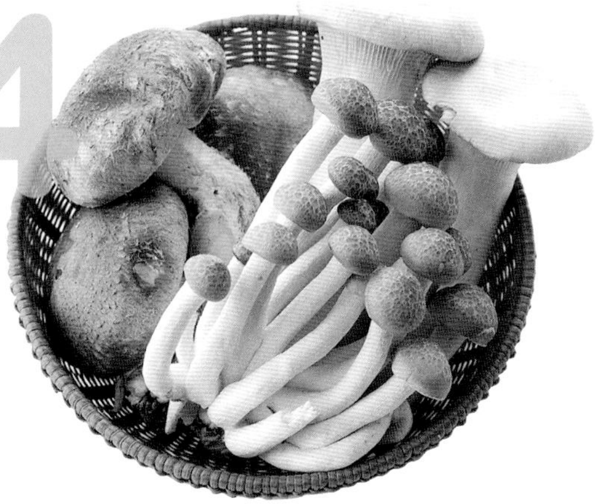

5

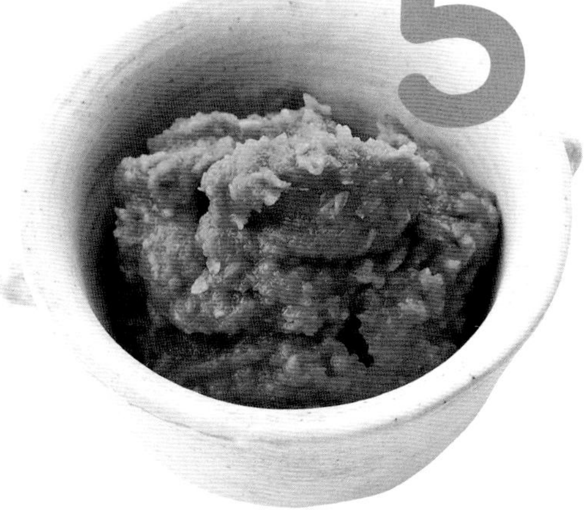

味噌

日本代表性的發酵食品，請每天喝味噌湯來攝取

味噌在製作上，是以蒸過的黃豆作為主體，再加入麴以及鹽巴等材料發酵而成。在發酵的過程當中，植物性乳酸菌會漸漸增多。唯有經6個月以上熟成者，才可稱作味噌。味噌可以讓植物性乳酸菌活著抵達腸道，在讓益菌增加的同時，也幫助整頓腸道環境。

讓益菌增加！矚目成分&菌種 植物性乳酸菌/鈣/蛋白質等

鹽麴、甘麴

6

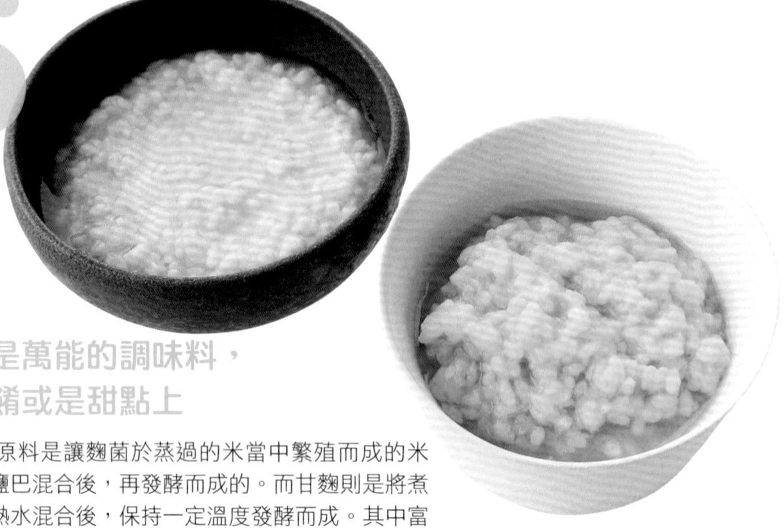

這種發酵食品是萬能的調味料，可以使用於菜餚或是甜點上

鹽麴與米麴，它們的原料是讓麴菌於蒸過的米當中繁殖而成的米麴。鹽麴是將米麴與鹽巴混合後，再發酵而成的。而甘麴則是將煮熟的白米飯與米麴、熱水混合後，保持一定溫度發酵而成。其中富含人體必需的胺基酸與維生素B_1、B_2等營養素，能夠增加益菌。

讓益菌增加！矚目成分&菌種　植物性乳酸菌/麴菌/必需胺基酸/維生素B_1/維生素B_2/維生素B_6等

韓式泡菜、醃漬物

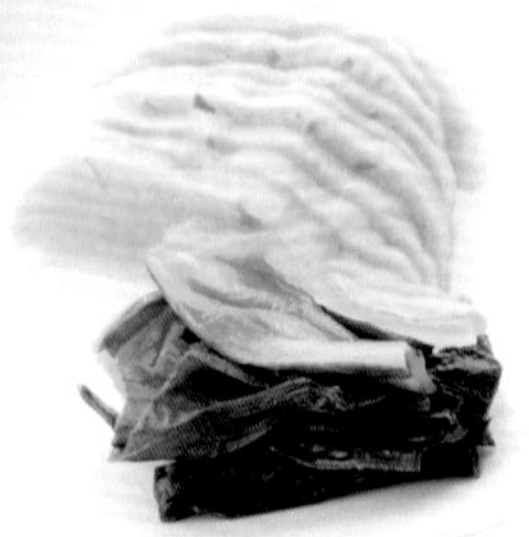

7

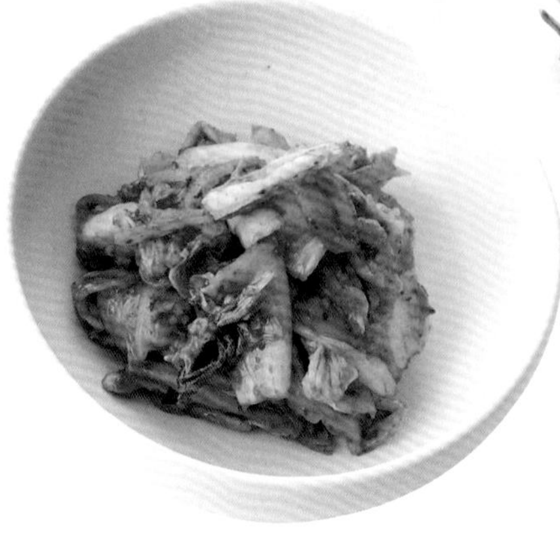

醃漬物是植物性乳酸菌的寶庫

韓式泡菜與米糠醃菜等食品當中含有豐富的植物性乳酸菌，它們能抵抗胃酸的消化順利抵達腸道，因此能有效增加腸道內益菌，並整頓腸道環境。只不過在韓式泡菜與醃漬物當中，也有一些僅使用調味料進行調味，因此在選購時可要多加留意了。

讓益菌增加！矚目成分&菌種　植物性乳酸菌/辣椒素/β胡蘿蔔素/維生素C等

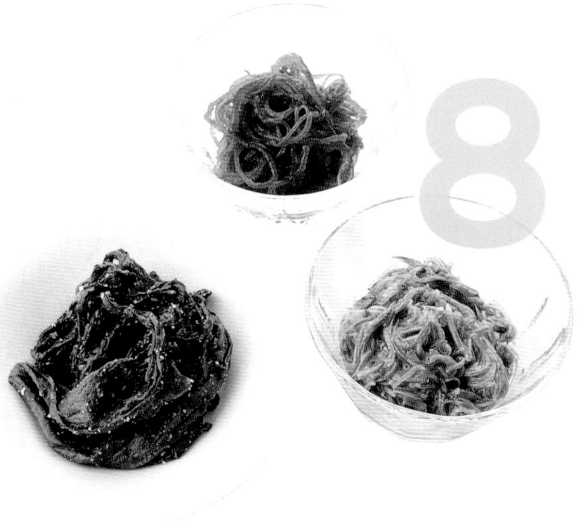

8

海帶芽、昆布等海藻類

含有豐富水溶性膳食纖維，讓腸道清潔溜溜！

在海帶芽、昆布、和布蕪（寄生在裙帶菜上的藻類）等海藻類當中，含有豐富的水溶性膳食纖維。水溶性膳食纖維會吸收腸道內的水分，並形成濕滑的膠狀物質，進而吸附累積於腸道內的有害物質與膽汁酸、膽固醇等，將這些物質排出體外，藉此整頓腸道菌叢。

讓益菌增加！矚目成分&菌種 水溶性膳食纖維/海藻酸/鈣/碘等

生菜、水果

含有植物性化合物與酵素，能幫助改善腸道環境！

若是人體因壓力或是不規律的生活而產生活性氧，則腸內菌叢將會變得紊亂不堪，導致老化以及罹患疾病。生菜以及水果當中含有具高度抗氧化作用的植物性化合物以及酵素，若是能攝取這些食物，就能夠去除體內的活性氧，進而整頓出理想中的腸道菌叢。

讓益菌增加！矚目成分&菌種 植物性化合物/諸般維生素、礦物質/酵素等

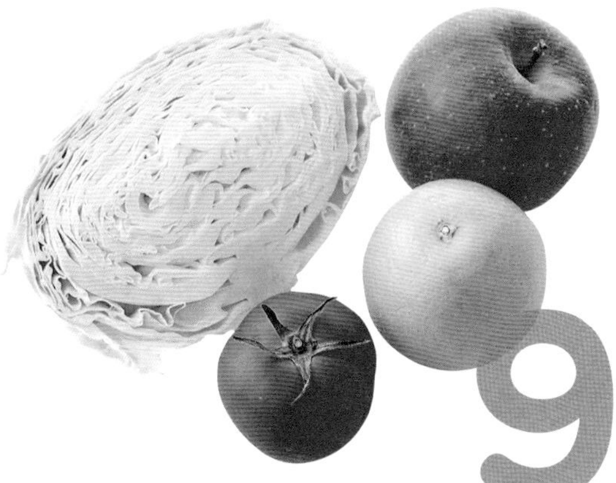

9

青魚

含有豐富的EPA與DHA，能幫助預防潰瘍性大腸炎！

青魚類當中含有豐富的EPA與DHA，它們屬於Omega-3不飽和脂肪酸，能夠抑制潰瘍性大腸炎之發炎。除此之外，它們也被發現能降低血液黏稠度，預防癌症等。如：沙丁魚、青花魚、竹筴魚、鮪魚、鰹魚。

讓益菌增加！矚目成分&菌種 EPA/DHA/鈣/維生素B群

10

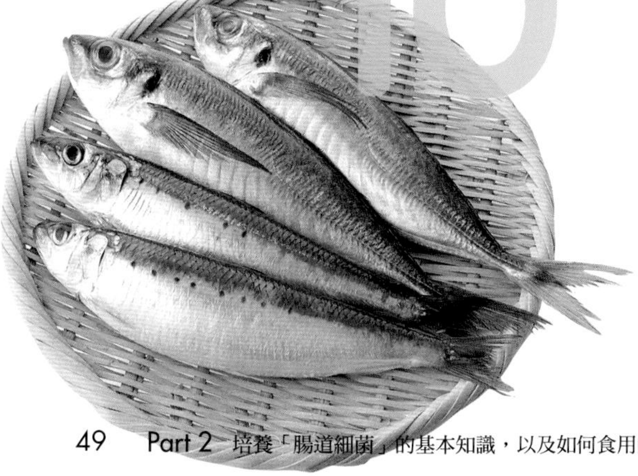

事不宜遲！

就從今天開始菌活吧！

既然已經知道攝取細菌與菌類能夠帶來美麗與健康，那就讓我們快點開始菌活吧。
每天持之以恆是進行菌活時的最大重點。

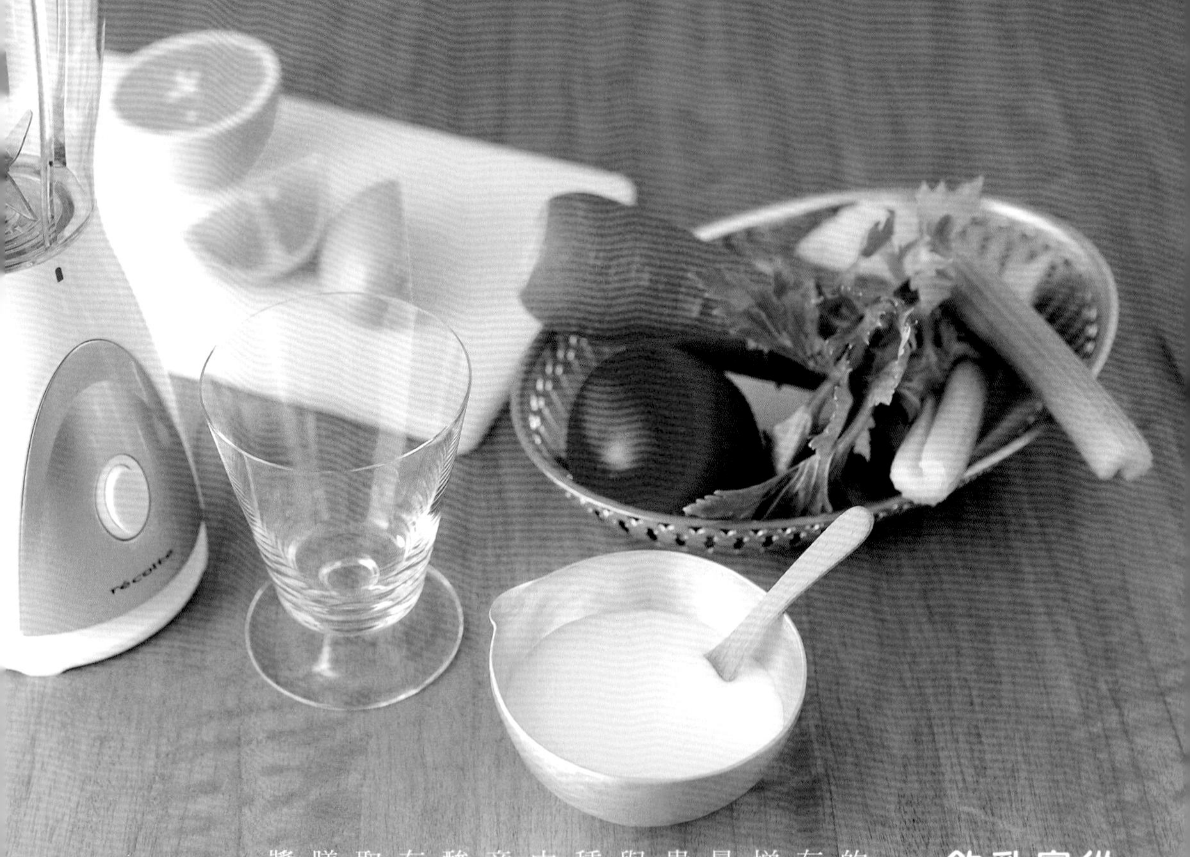

從今天開始，實踐讓自體乳酸菌增加的飲食生活吧！

市面上常常可以看到新的乳酸菌，像是優格當中所存在的各種菌種等等。但是增加自己專屬的乳酸菌才是最重要的。難得吃了價格昂貴的優格，若是其中的菌種與自己的腸道不合，則該菌種就沒有辦法居住於腸道當中。也就是說，重點是要有意識地攝取能為自己體內乳酸菌提供養分的食品，而非有吃就好。建議各位可以攝取含有豐富植物性化合物與膳食纖維的蔬果、海藻或是醬油、味噌等發酵調味料。

Q 每天該攝取多少的細菌呢？

A 無須過於在意攝取的量，重點是要每天攝取。

雖然有人叫自己開始菌活，但卻會在意每天該攝取多少的量。其實每天都應該要攝取富含乳酸菌、納豆菌等菌類的食品，如果能力許可的話，就每餐都攝取吧。比起攝取的量，持之以恆才是重點所在。除此之外，與能夠增加益菌的食材搭配也是重點。

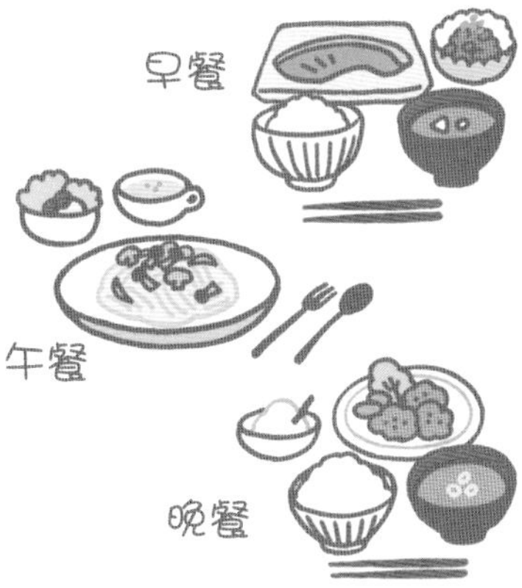

Q 除了菌類之外，要攝取那些食材呢？

A 為了增加大便的體積，要搭配含有豐富膳食纖維的蔬果、海藻類。

除了菌類之外的食材，搭配食用蔬菜、水果、海藻類也相當有效。這些食材當中含有豐富的膳食纖維與植物性化合物，它們能讓大便的體積增加，並改善腸道環境。此外，也推薦各位多攝取含有豐富植物性乳酸菌的發酵食品。

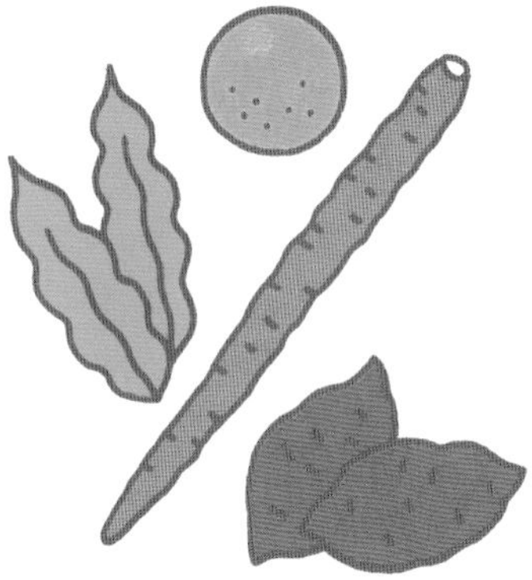

Q 使用調味料與油，需要注意哪些地方？

A 使用含有乳酸菌的味噌、醬油，並攝取含有Omega-3有益身體健康的油

若是下定決心要進行菌活生活，就連調味料都得很講究。建議各位可以使用富含植物性乳酸菌的醬油以及味噌；而油的部分，Omega-3脂肪酸比亞麻油酸來得好。若是生食就使用亞麻仁油或是紫蘇油，若是要加熱食用就使用橄欖油吧。

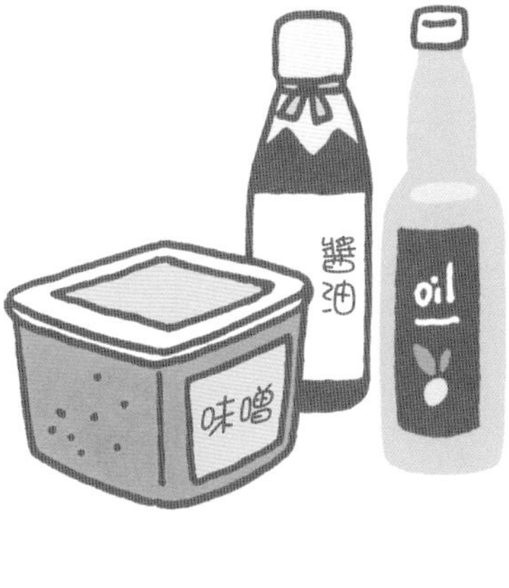

這樣吃就完美無缺了！

早、中、晚餐的飲食重點！

既然已經知道了菌活的重點，就來試著構思一份實際的菜單吧。
由於是要每天食用的餐點，因此重點在於將容易攝取的食材作為中心。

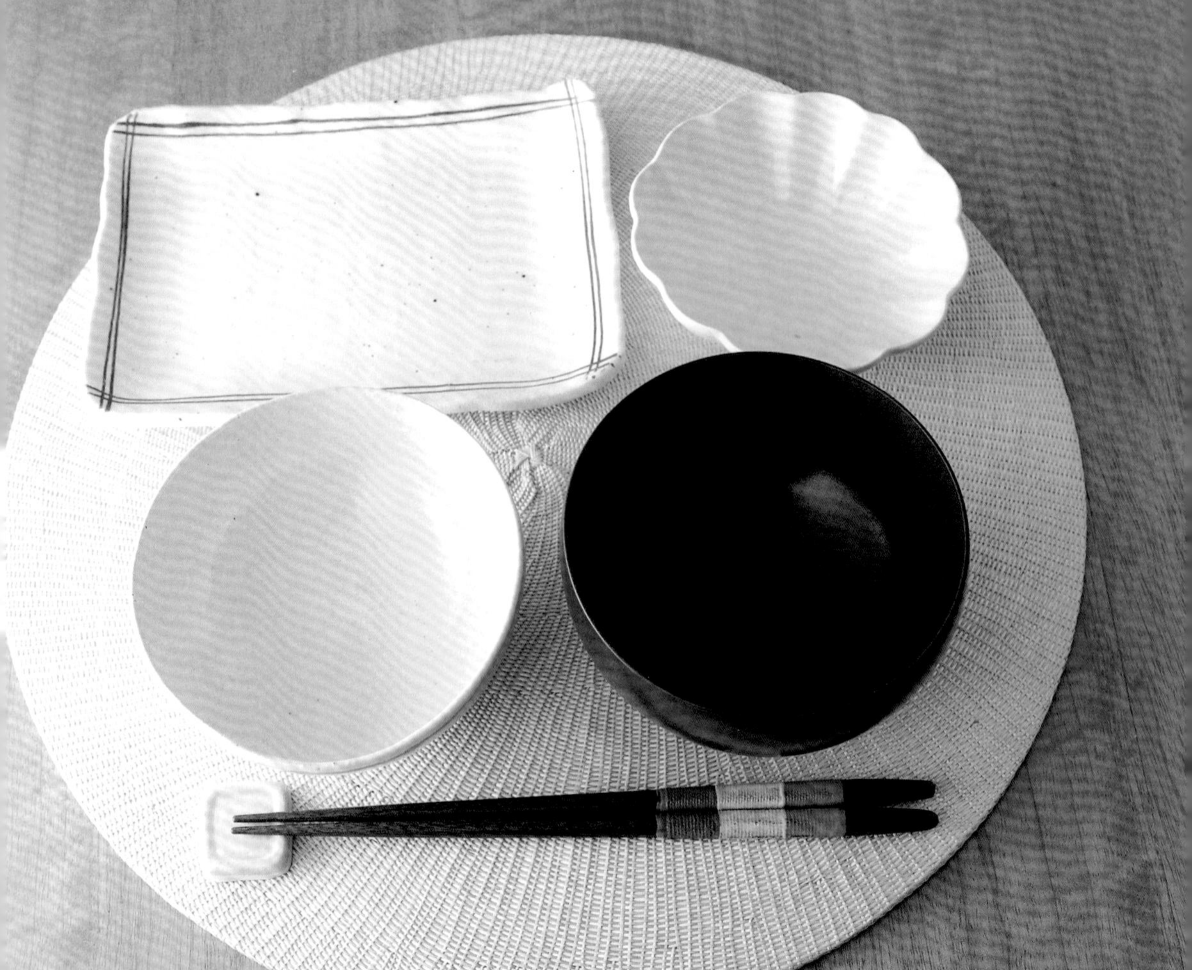

規則 1 有意識地食用三種菌活食材！

若要說在進行菌活時方便每天攝取哪些食材，那就屬「納豆」、「優格」和「菇類」了。由於這三種食材既便宜又容易取得，因此也可以從今天就開始進行菌活。就從意識到每天的早餐、中餐、晚餐要有某一餐吃到這三種食材開始吧。搭配用的食材與調味料都要嚴選能增加腸內益菌的唷。

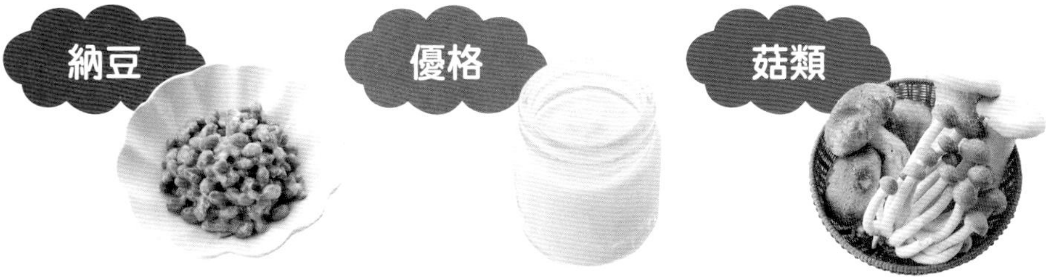

規則 2 以和食為主，自然攝取乳酸菌

在日式料理的菜單當中，有許多料理使用了味噌、醬油等其中含有植物性乳酸菌的調味料，它們容易與納豆和菇類搭配，是一種能夠幫助腸內菌叢獲得理想外型的飲食模式，建議各位可以食用。而各位也可以將優格當作甜點，或是每天早上喝一杯蔬果汁，藉此攝取乳酸菌。目標是擬出一份兩菜一湯，兼顧營養平衡的菜單。

早餐

攝取納豆與優格等輕食

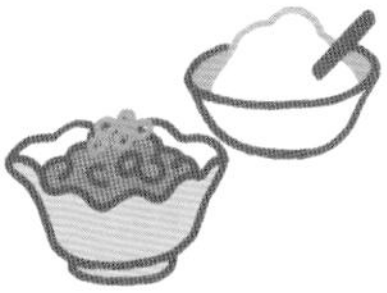

早晨沒啥時間，正是進行菌活的好機會！即便只吃些納豆與優格，也可以整頓腸道環境。請記得要搭配蔬菜、水果一同享用。

中餐

於飯類、麵類料理中活用菌活食材

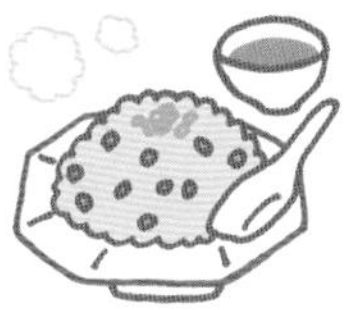

於午餐攝取菌類時，重點是要在炒飯、義大利麵等料理當中添加納豆與菇類。同時也可以搭配優格作為甜點。

晚餐

均衡享用主食、主菜、配菜、湯品

晚餐要吃到主食、主菜、配菜、湯品唷。其中糙米、五穀米與味噌湯是基本，然後再試著搭配一道有使用納豆、優格、菇類的菜餚吧。

每天實踐！

早、中、晚餐的菌活菜單

掌握了菜單的重點之後，就試著參考實際的菜單例子看看吧。

搭配納豆、優格，以及米糠醃菜等發酵食品

在忙碌的早上，就固定享用納豆與味噌湯吧。比起一般的白米飯，建議各位食用含有豐富膳食纖維的糙米飯或五穀飯。納豆請與涼拌韭菜或是涼拌菠菜搭配，最後再配上含有豐富植物性乳酸菌的米糠醃菜就無懈可擊啦。現打的優格蔬果汁則是於餐前喝完。

主食 糙米飯
主菜 涼拌韭菜納豆
配菜 米糠醃菜
湯品 多菇味噌湯
飲料 現打香蕉番茄優格蔬果汁
食譜 請參考P69

菌活Point

納豆跟香菇可以與燙青菜做搭配，或是放入味噌湯當中，藉此製造出不同變化。米糠醃菜當中也含有豐富的乳酸菌，所以請每天享用吧。

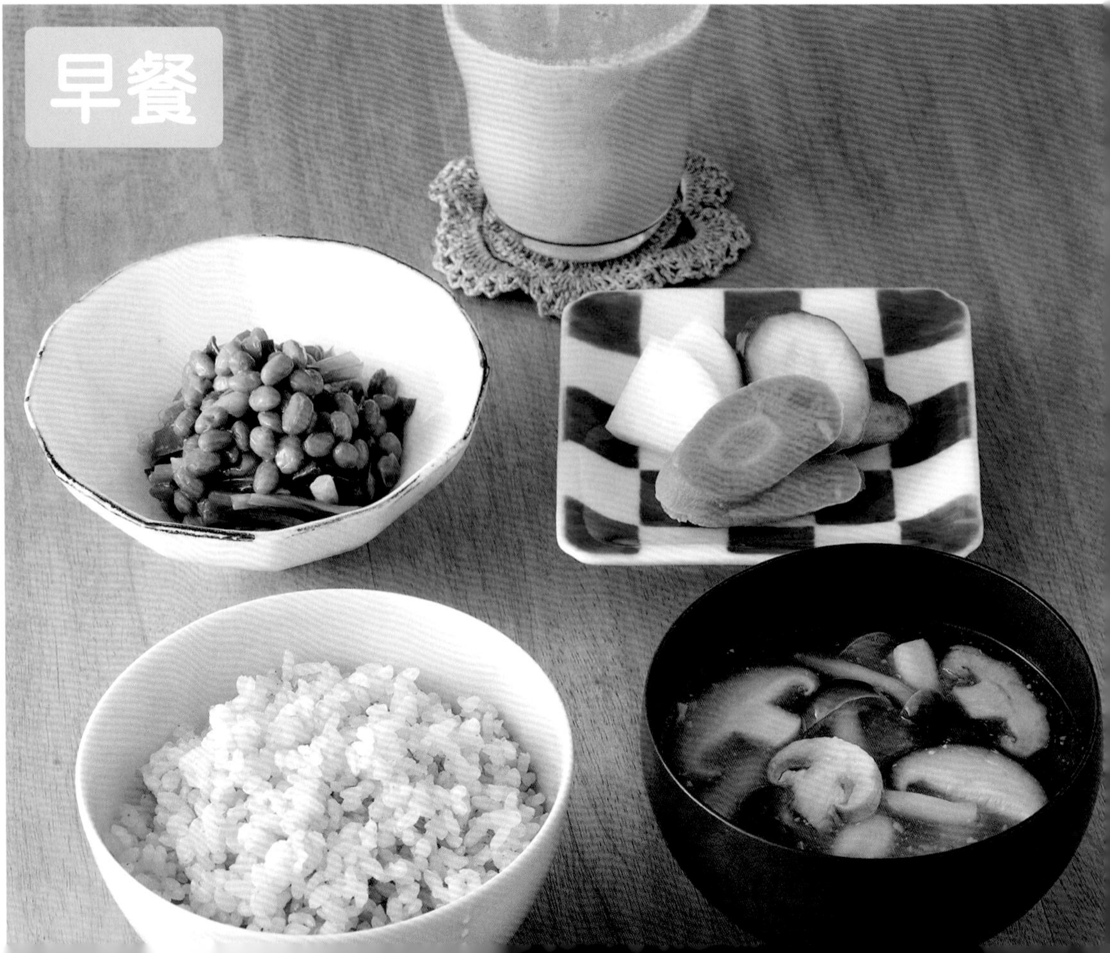

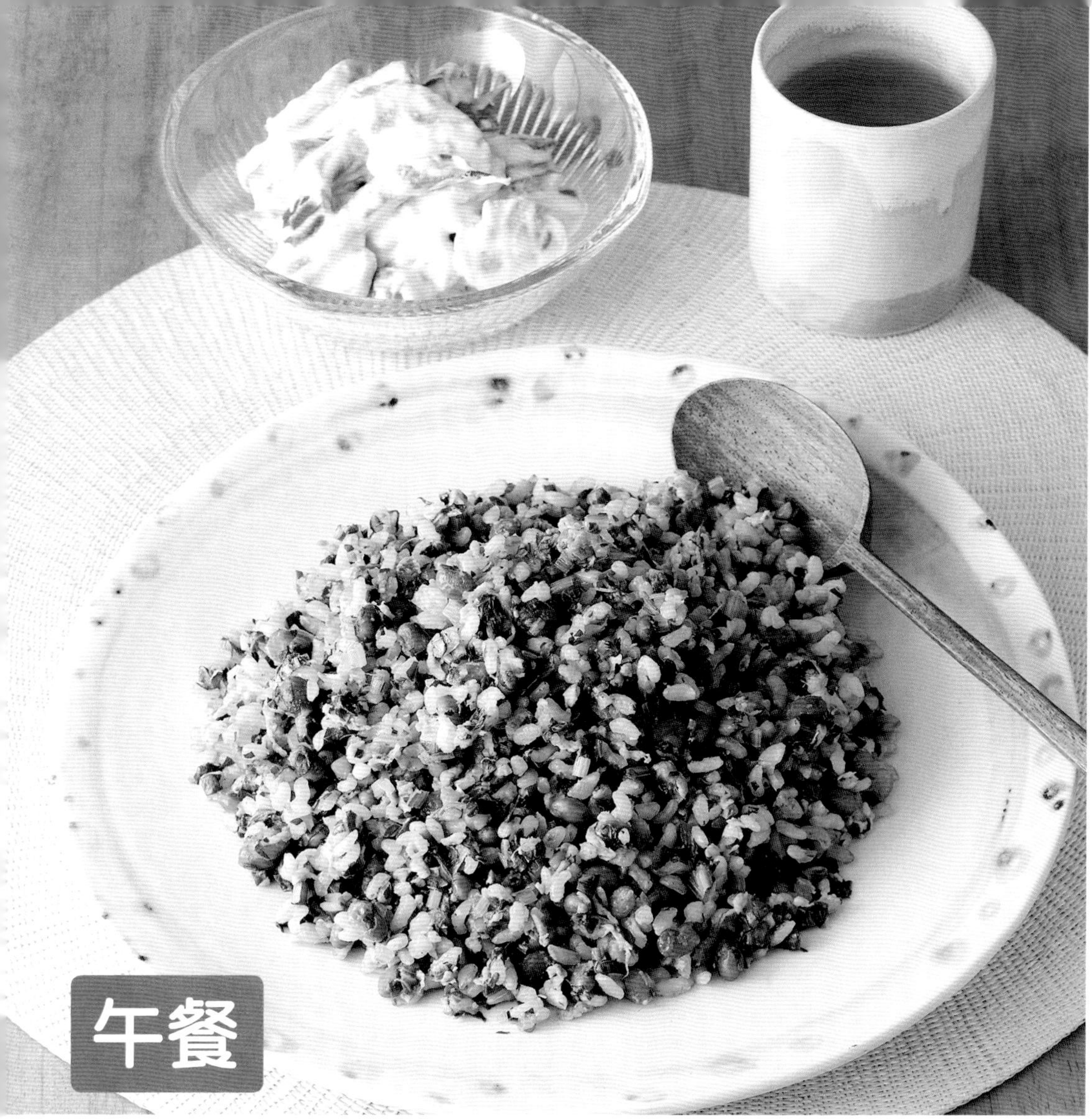

菌活菜單包含放有滿滿納豆與蔬菜的炒飯以及優格沙拉

午餐的菜單，以放有大量納豆與菠菜的炒飯作為主角，再搭配優格生菜沙拉。而比起白米，在烹製炒飯時請使用含有豐富膳食纖維的糙米吧。沙拉請放入菇類，或是含有豐富植物性化合物的蔬菜。若是沒有將優格作為沙拉醬使用時，則可以把它當作甜點。

主食&主菜 納豆菠菜糙米蛋炒飯

食譜 請參考P105

配菜 優格蘑菇四季豆沙拉

食譜 請參考P84

飲料 熱麥茶

菌活Point

使用含有豐富膳食纖維的菠菜與四季豆，來跟納豆、糙米做充分搭配。如此一來就可以將腸道環境整頓得更好。在沙拉中也請使用優格。

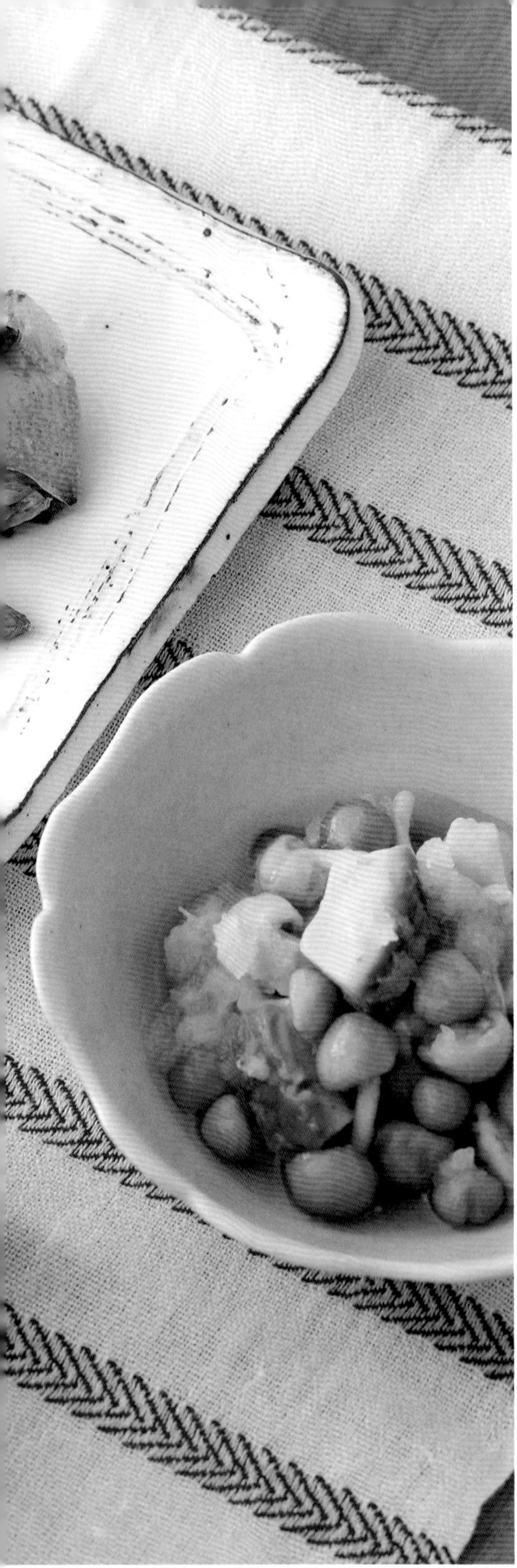

晚餐

大量使用納豆與菇類！本菜單當中含有豐富的DHA&EPA、油酸、膳食纖維，能幫助整頓腸道環境

兩菜一湯的組合，主菜是味噌燒鴻喜菇鮭魚，其中含有豐富的DHA、EPA。在配菜與湯品當中添加納豆以及菇類，藉此保持營養平衡吧。另有一大重點，那就是要攝取山藥以及酪梨等含有豐富膳食纖維的食材，以及蘿蔔泥等酵素。

主食 糙米飯

主菜 味噌燒鴻喜菇鮭魚

食譜 請參考P111

配菜 蘿蔔泥涼拌酪梨鮮菇

食譜 請參考P119

湯品 山藥納豆湯

食譜 請參考P97

菌活Point

因為不只攝取了納豆菌以及乳酸菌，還搭配了含有豐富DHA&EPA、油酸、膳食纖維的食材，因而能夠整頓腸道，讓腸道變得超級健康！

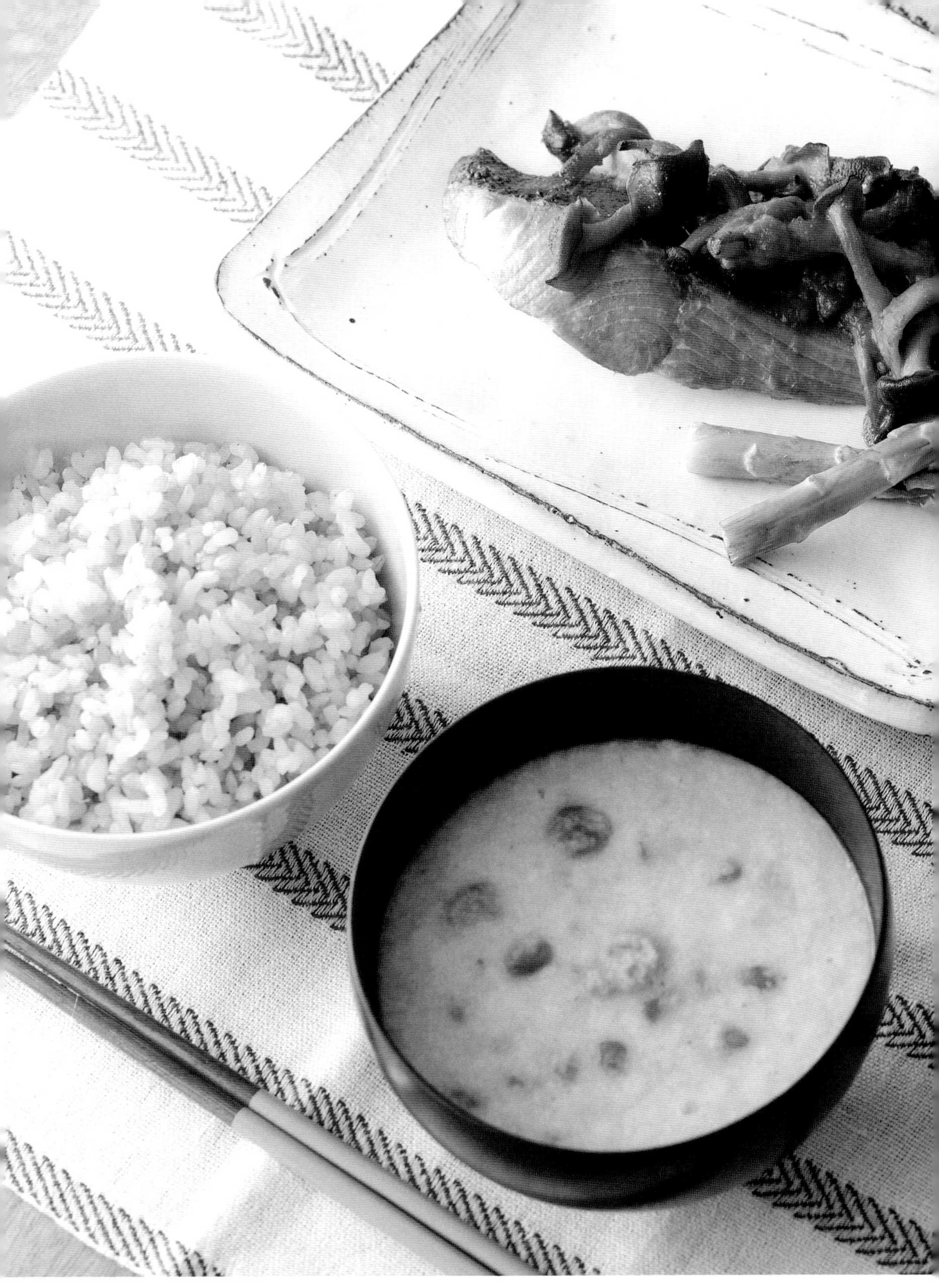

COLUMN

在外用餐時，該吃些什麼？

工作上的應酬、公司聚餐、朋友們的餐會等，
我們常常會要在外用餐。若是想要讓腸內菌叢常保美麗，
在外用餐時又應該注意哪些地方呢？

該選擇哪種店呢？

建議在日式料理的吃到飽、自助吧用餐！ OK!

若是考慮到腸道環境的健康，在調味上使用了味噌、醬油等發酵調味料的日式料理乃是最佳選擇。應該要盡可能選擇於日式料理的吃到飽、自助吧用餐，才能夠兼顧平衡地攝取納豆、菇類、蔬菜等食物。

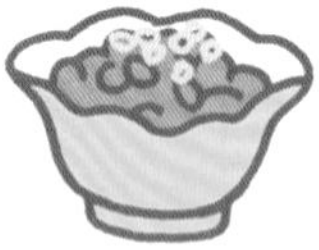

小碗納豆

納豆是一種不可或缺的菌活食材，所以盡可能地攝取它吧。

五穀飯

白米飯會導致壞菌於腸道孳生，所以盡可能地選擇五穀飯或是糙米飯吧。

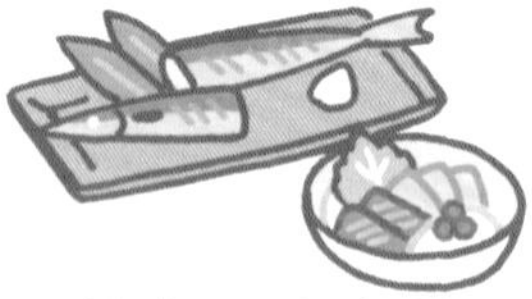

煎魚、生魚片

青魚、鮪魚、鮭魚當中含有豐富的DHA與EPA，建議吃鹽煎或是生魚片。

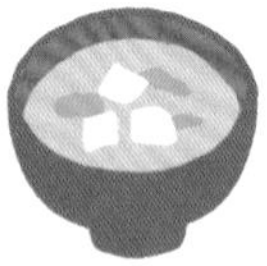

味噌湯

味噌湯含有豐富的植物性乳酸菌，是不可或缺的一道菜。若是有加入香菇或是珍珠菇就完美無缺了。

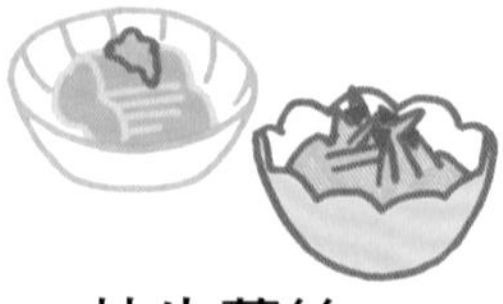

炒牛蒡絲、汁浸綠色蔬菜

炒牛蒡絲以及涼拌綠色蔬菜當中都含有豐富的膳食纖維，而膳食纖維能為益菌提供養分，因此可以攝取這些配菜。

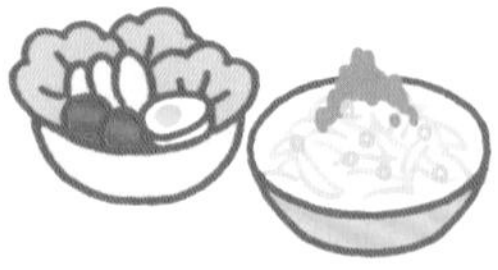

洋蔥絲、蔬菜沙拉

生菜當中含有植物性化合物以及酵素，能夠幫助消化，並改善腸道環境。

應盡可能避免選擇哪些店？

避免吃速食以及便利商店的加工食品吧！ NG!

速食、調理包、超商便當這些都是會減弱腸內細菌作用，且令其數量減少。由於加工食品當中含有大量的食品添加物，所以應盡可能避免食用。

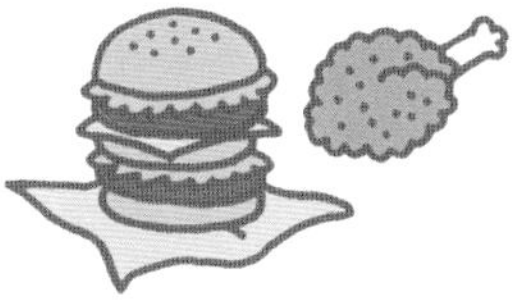

漢堡、炸雞

幾乎所有速食店的餐點都放有大量食品添加物。而且吃速食有可能吃成習慣，因此應盡可能避免食用。

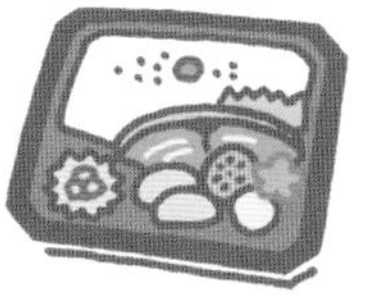

超商便當

往往添加有山梨酸等大量的防腐劑，因此盡量避免去吃它吧。

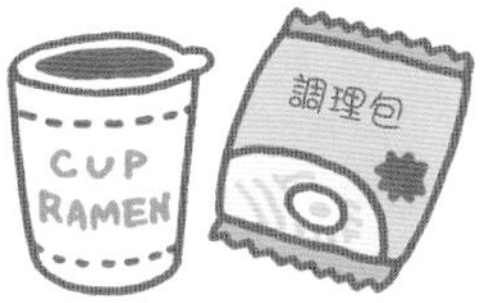

即食食品

即食食品與調理包方便又好吃，但是裡面也放有滿滿的食品添加物。

酒又該怎麼喝？

每天喝2瓶啤酒或1小瓶的日本酒是無傷大雅的！ OK!

也許有不少人為了要健康生活，因而滴酒不沾。的確，飲酒過量有害身體健康，但是忍受喝酒的誘惑時，從中感受到的壓力更是讓腸內細菌減少的重要因素。若是下方的飲酒量，就算每天喝也OK。

小酌是OK的喔！

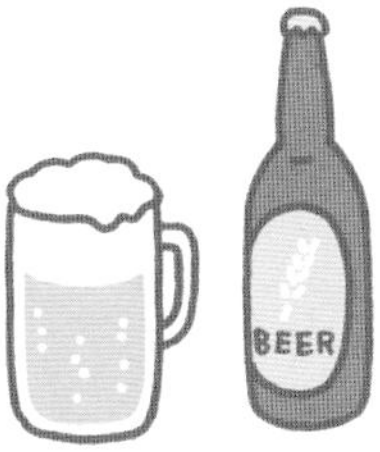

啤酒

若是衷心喜歡喝酒，喝酒時面不改色的人，每天喝兩瓶中等大小的啤酒是非常OK的。

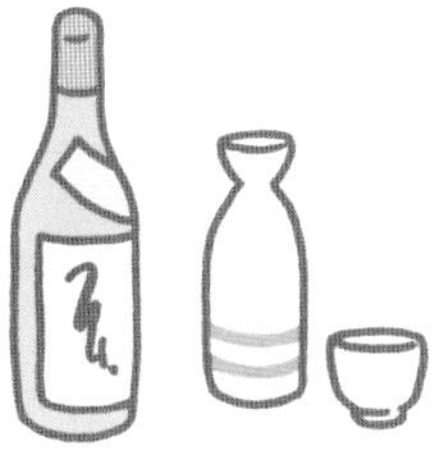

日本酒

與啤酒相同，若是衷心喜歡喝酒的人，每天可以安心地喝個1小瓶（360ml）的日本酒（清酒），這是恰到好處的飲酒量。

COLUMN

鍛鍊腸道的生活方式

除了攝取含有許多菌類的食物，如果還能夠採取鍛鍊腸道的生活方式，
就可以獲得更加健康與美麗的身體。
讓我們來看看讓菌類成為夥伴的重點所在吧。

其一

減少使用免治馬桶與避免灌腸！

這會造成皮膚問題，或讓免疫力降低。

若是過度使用廁所的免治馬桶功能，將會洗去保護肛門周遭肌膚的皮膚常在菌，因而造成皮膚問題。此外，灌腸等腸道清洗的動作將會把腸內細菌完全排出體外，有可能導致免疫力下降，是個危險的行為。

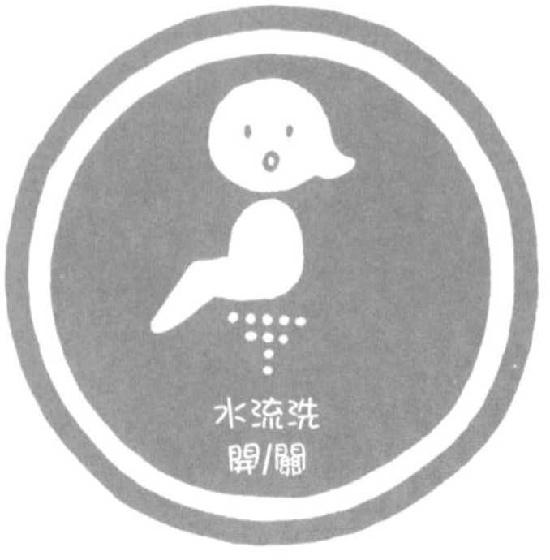

其二

洗澡時沖個澡就草草了事，這可是NG的啊！

舒服地在浴缸中泡澡，同時做個深呼吸。

每天工作繁忙，因而在洗澡方面沖個澡就結束的人，體溫容易較低。為了要活化腸道功能，進而預防癌症，就需要溫熱身體。讓我們每天泡一次溫水澡，藉此提高腸道運作，進而提升免疫力吧。

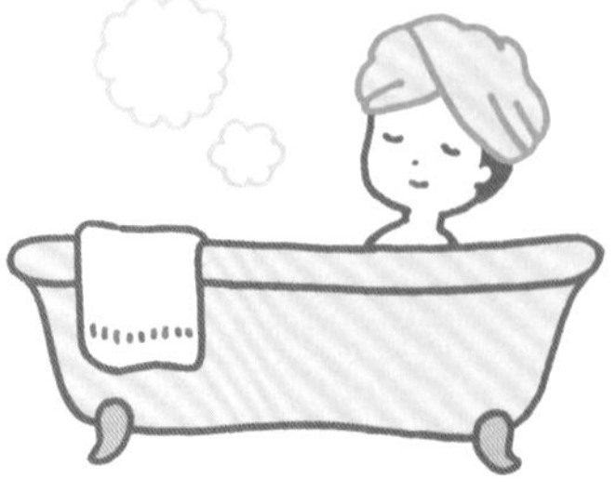

其三

無需特別對餐具進行消毒！

只有營養不均會造成免疫力下降！

沒有必要對餐具進行徹底消毒，藉此讓上面不殘留有任何細菌。只有在飲食上營養不均，才會造成免疫力下降。而多少吃下些餐具上的細菌，反而能夠讓腸內細菌增加，進而提高免疫力。

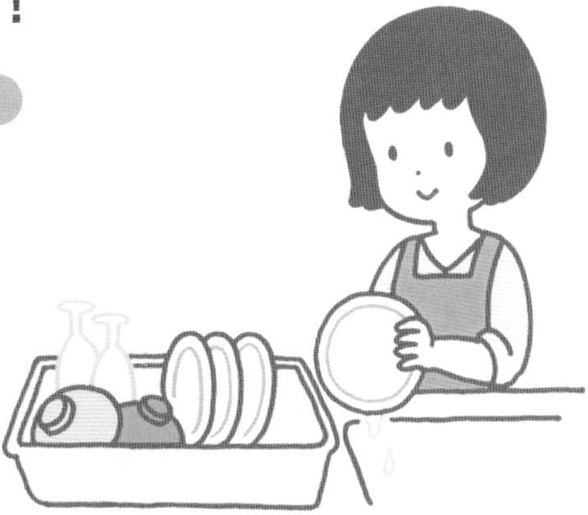

其四

洗手無需過度使用肥皂！

與各種細菌共生，才不會輸給病原菌！

若是為了預防感冒，而過度使用肥皂洗手，或是過度使用漱口水漱口，這些都是NG的，因為這樣反而會更容易感冒。當病毒沾黏於手上時，只要以清水沖洗個10秒也就會被洗掉了，而手上稍微有些雜菌反而能讓免疫力提高。

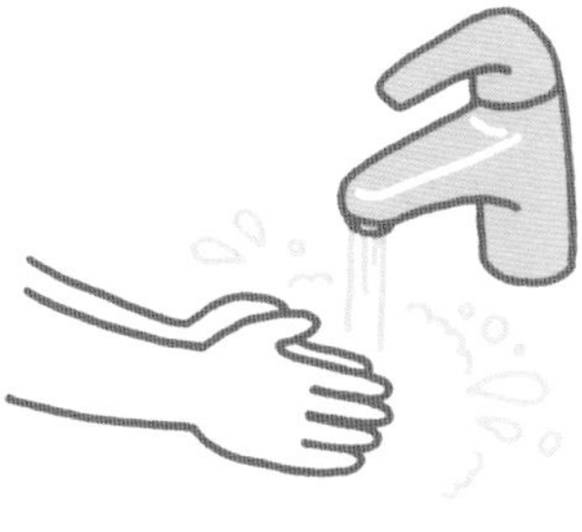

其五

盡可能避免使用抗生素！

過度使用抗生素，身體將容易罹患傳染病！

抗生素具有殺菌，以及阻斷細菌運作的功效，因此有時候必需使用抗生素，但並非所有疾病都能夠使用抗生素來治療。若是過度使用抗生素，除了會連體內必需的細菌以及維生物都被殺得一乾二淨，連腸內細菌也都會消失不見，因而導致免疫力下降，所以應該要盡可能避免使用。

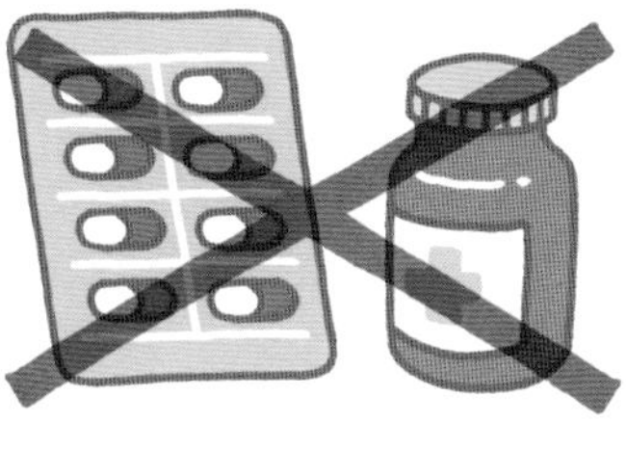

COLUMN

三種恢復腸道功能的生活習慣

若是已經養成了會讓腸道變弱的習慣，
就從今天開始改善吧。
最佳辦法就是在生活上別累積身心壓力。

生活習慣1

早睡早起

早晨和夜晚時的免疫系統運作較為遲緩，因此有害物質較容易於此時間自外界入侵體內，所以早睡早起是非常重要的。如果能夠睡眠充足，就能夠讓自律神經協調，腸道自然也能夠維持正常運作。

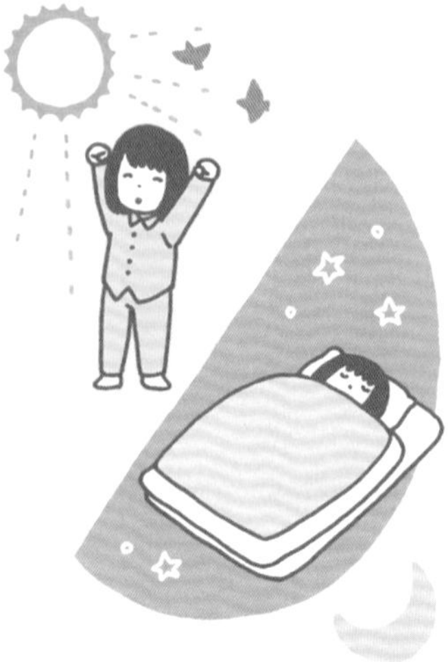

生活習慣2

總之就是別累積壓力！

要多加注意自己的壓力。如果累積過多壓力將會讓壞菌占據優勢地位，導致腸道環境惡化，就可能會讓免疫力下降。重要的是努力不讓自己有壓力，以及學會消除壓力的方法。

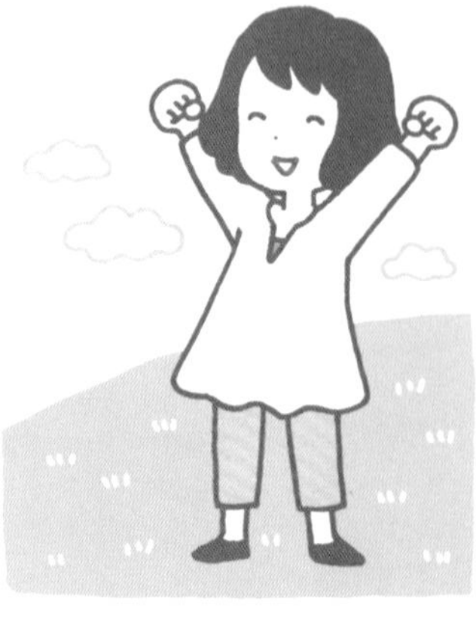

生活習慣3

攝取真正想吃的食物，而且只吃必要的量

如果只吃超商便當或是加工食品，容易讓腸道環境惡化。因此，請戒掉這些食物，並品嘗含有菌類、有益腸道健康的食物吧。此時的重點是吃自己真正想吃的食物。

藤田老師所推薦的各種抒壓之道！

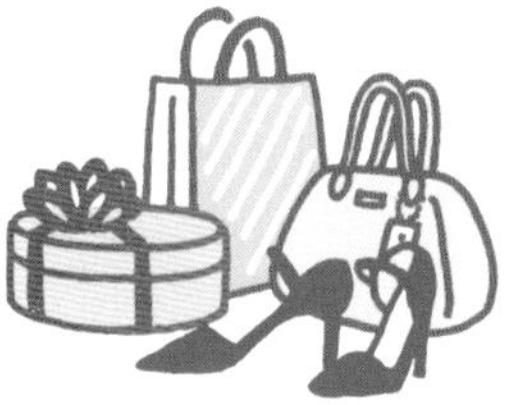

購物

最為推薦的抒壓方法，能夠讓自己神清氣爽。

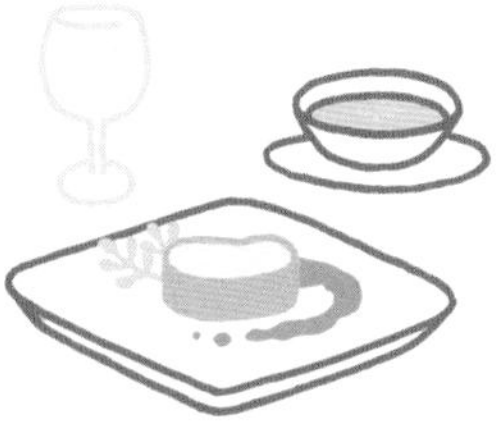

享用美食

吃一些身體想吃的美食也可以幫助消除壓力，但是請避免極端的偏食唷。

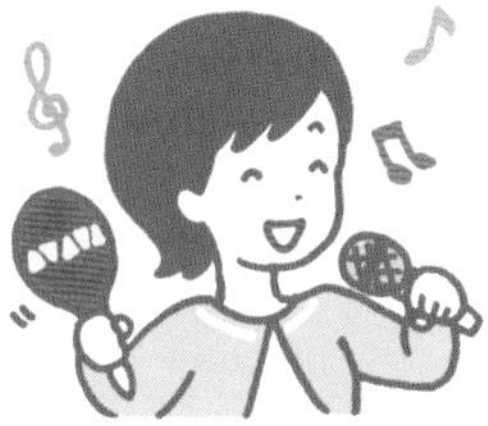

唱卡啦OK

大聲歡唱也是一種建議的抒壓方法。

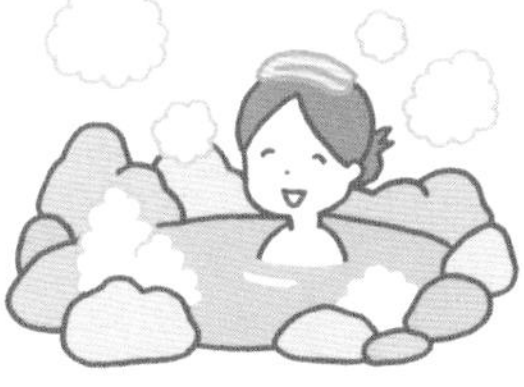

泡溫泉

浸泡在熱水中能夠讓人徹底放鬆，然後也會升高體溫，因此能促進腸道運作。

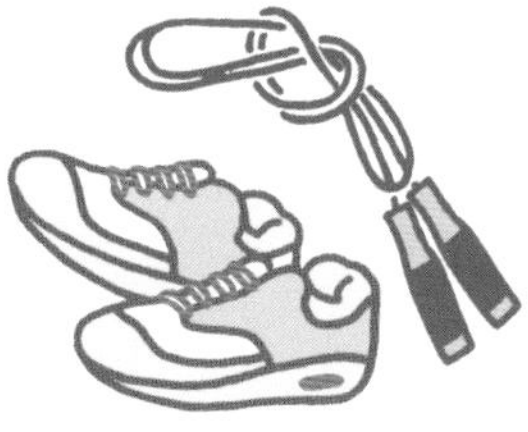

適度運動

建議可以適度運動，這能幫助維持腸道健康。每週數次，花上20～30分鐘健走，或是跳繩，這些都是最佳的運動方法。

MEMO

過度運動將對腸道造成負面影響！

像是職業運動員的訓練，這類過度的運動反而會對腸道造成負面影響，免疫力也會跟著下降。若是已經習慣了健走，就可以開始做適度的慢跑，這是最佳程度的運動。

知識COLUMN ②

血型與腸道之間的奇妙關係

據說，A型的人較神經質且吹毛求疵；B型的人則是自由奔放；O型的人常不拘小節；AB型的人則是具有雙重人格。但所謂的血型到底是什麼呢？原本人類全都是O型血液，並沒有所謂的A型或是B型。但是據說，在人類進化為智人之前，腸道內就已經有腸內細菌的存在，而有些人的腸道細菌具有A型物質，有些人的腸道細菌則具有B型物質。接下來，在人類漫長的進化過程當中，這些物質被編列進基因當中，因而產生了A型與B型血液，而這兩種血液相互混合之後就產生了AB型血液。除此之外，從免疫力的觀點說來，血型不同，人類的免疫力也各有差別。由於A型的人容易生病，因此養成了小心謹慎的性格。

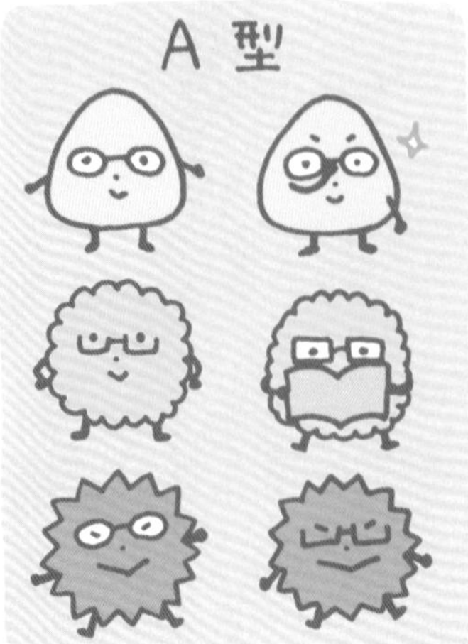

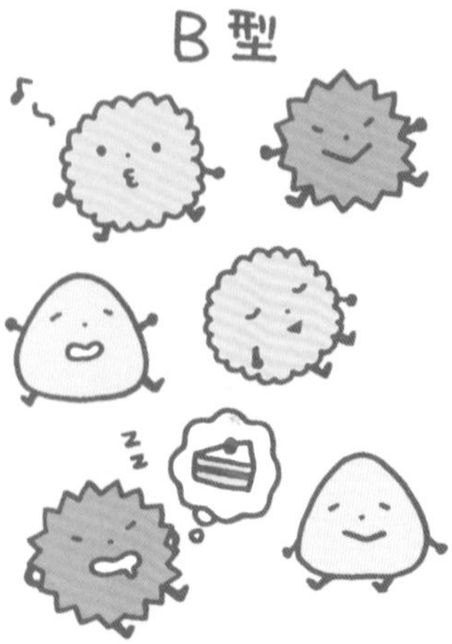

Part 3

菌活食譜
讓你每天
都能大快朵頤

在此列舉出能每天輕鬆進行菌活的三種食材！
將「優格、納豆、香菇」
活用於各種料理上，
每天都享用這些食材吧。

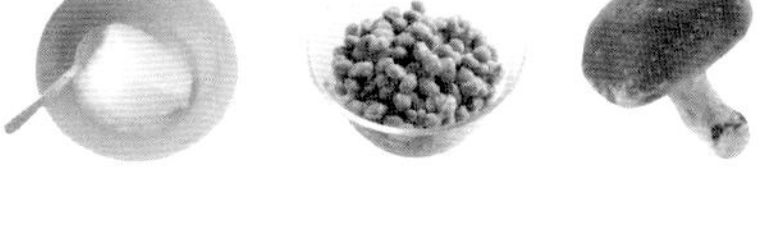

每天都要吃這三種食材

菌活 Recipe 1

活用優格吧！

代表性的菌活食材——優格。讓我們每天都於飲料、甜點、菜餚當中，攝取含有各種乳酸菌的優格吧。

優格的種類多達7千5百種，目前從中挑選出適合自己的優格吧！

優格當中含有豐富的乳酸菌，也含有比菲德氏菌以及酪蛋白乳酸桿菌等豐富的菌種。目前市售的優格達7千5百種以上，每種商品當中所含的菌類也各有不同。要在這麼多的優格當中挑選出適合自己的乳酸菌難若登天，但只要連續兩週都食用相同菌種的優格，就可從自己的身體狀況是否有產生改變來進行判斷。此外，由於優格當中的乳酸菌無法抵抗胃酸的吞噬，因此往往無法活著抵達腸道，但是乳酸菌的殘骸能成為腸內益菌的養分，所以依然有效。但是脂肪也是壞菌的最愛，因此在選購優格時，請盡可能挑選零脂或是低脂的類型吧。

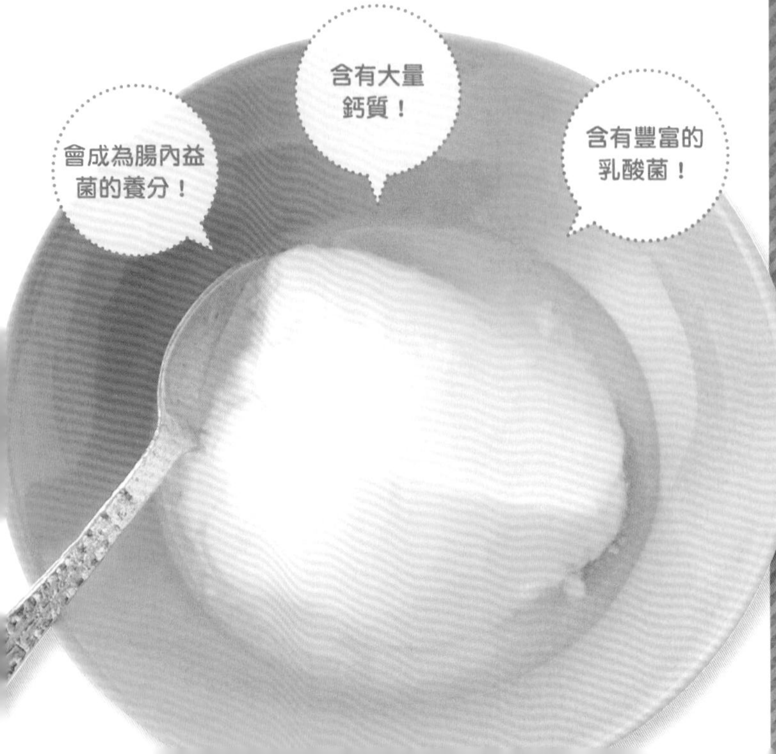
含有豐富的乳酸菌！
含有大量鈣質！
會成為腸內益菌的養分！

為了能夠每天攝取所想出來

活用優格的好點子

1 將富含植物性化合物的蔬果打成蔬果汁

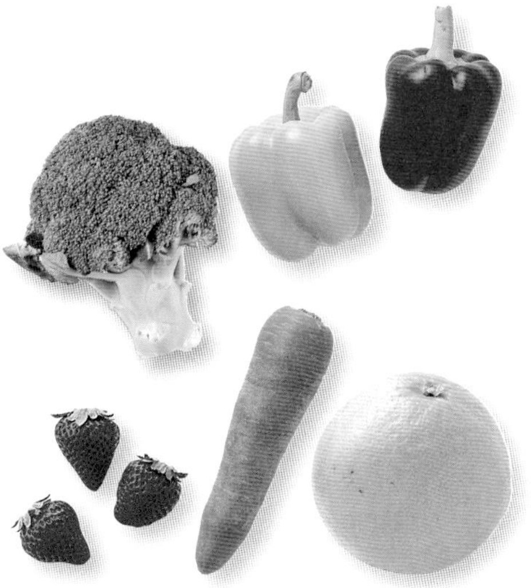

若是想要同時攝取蔬果中的養分與優格中的乳酸菌，就建議將優格與富含植物性化合物的蔬果一起丟進果汁機裡打成蔬果汁。人體可以從生菜以及水果當中攝取酵素，因此能促進消化與吸收。

2 以水切優格或是優格奶酪當作甜點

也很推薦攝取目前蔚為話題的「水切優格」。吃起來口感比直接吃更為濃醇，再淋上蜂蜜就成了一款讓人大大滿足的甜點囉。也可以加上梅乾做成奶酪。

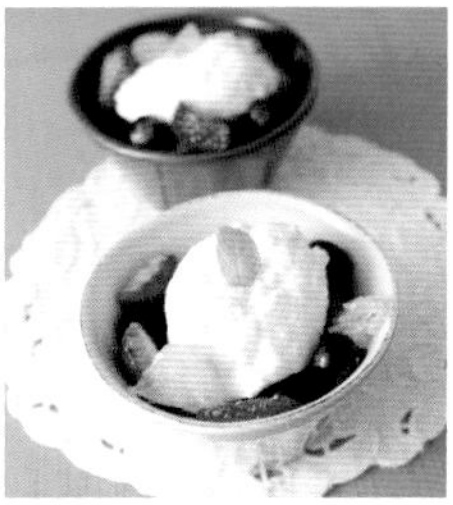

做成水切優格

食譜 請參考P78

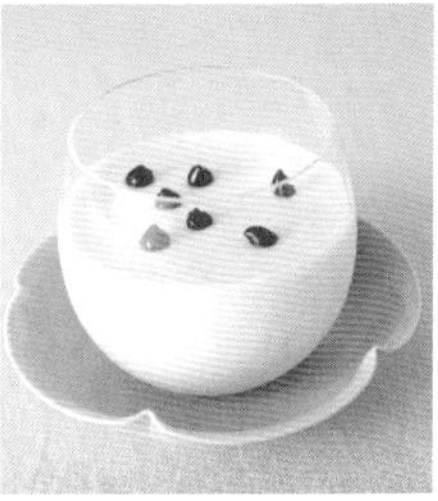

做成優格奶酪

食譜 請參考P80

3 也可以加在菜餚當中

酸味以及溫醇濃厚的口感是優格的特徵。請試著將優格使用於肉類的事前調味，或是做成沙拉醬吧。優格的卡路里含量較生奶油低，相當健康，因此推薦給各位。

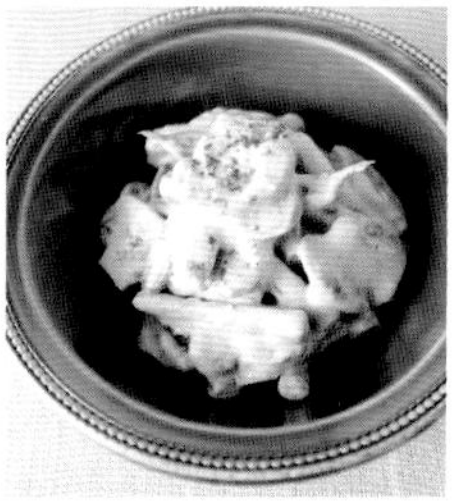

做成沙拉醬

食譜 請參考P84

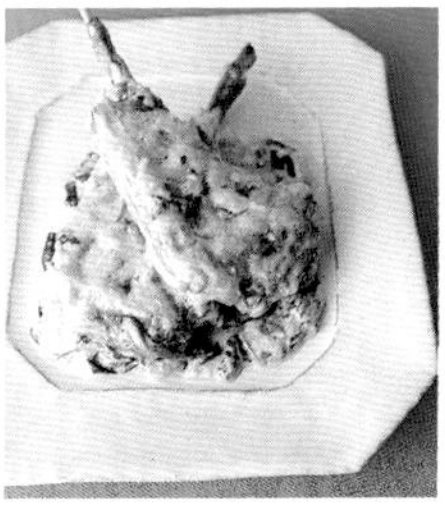

用來燉羊小排

食譜 請參考P83

優格蔬果汁

優格是代表性的菌活食材，而新鮮蔬果當中含有能有效增加腸內益菌的植物性化合物與維生素、礦物質等。讓我們養成在早上喝上一杯優格蔬果汁的習慣吧！

yoghurt smoothie

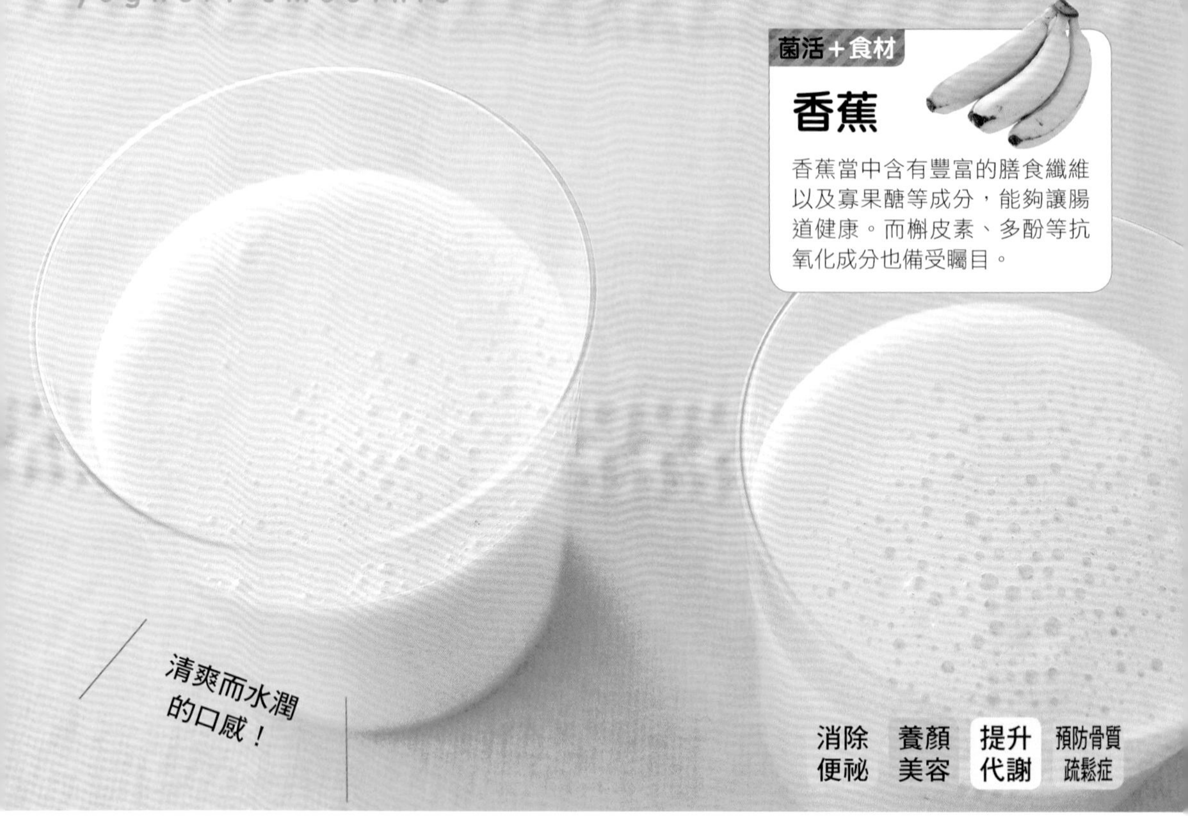

菌活＋食材

香蕉

香蕉當中含有豐富的膳食纖維以及寡果醣等成分，能夠讓腸道健康。而槲皮素、多酚等抗氧化成分也備受矚目。

清爽而水潤的口感！

消除便祕 養顏美容 提升代謝 預防骨質疏鬆症

香蕉＋白菜優格蔬果汁

1人份 109kcal｜膳食纖維：1.4g｜鹽分：0.1g

材料（1人份）

香蕉：100g
白菜：50g
低脂優格：100g

做法

1　香蕉去皮後，切為厚度為2cm的片狀。白菜則切為2cm的塊狀。
2　將1與低脂優格放入果汁機打勻即可。

菌活MEMO

白菜：含有豐富的維生素C，能達到抗氧化的效果。也含有豐富的膳食纖維，可以整頓腸道環境，幫助益菌增加。

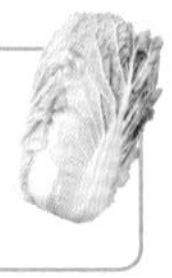

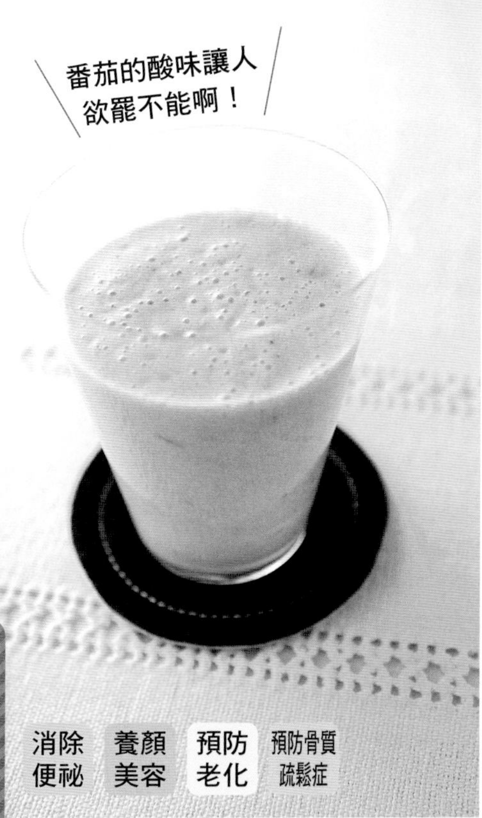
番茄的酸味讓人
欲罷不能啊！
消除 便祕
養顏 美容
預防 老化
預防骨質 疏鬆症

香蕉＋番茄 優格蔬果汁

1人份 94kcal｜膳食纖維：1.3g｜鹽分：0.1g

材料（1人份）

香蕉：50g
番茄：100g
低脂優格：100g

做法

1　香蕉去皮後，切為厚度為2cm的片狀。番茄取下蒂頭後切為2cm的塊狀。
2　將1與低脂優格放入果汁機打勻即可。

菌活MEMO

番茄：含有豐富的強效抗氧化成分一茄紅素，以及β-胡蘿蔔素、維生素C等成分，也能有效養顏美容。

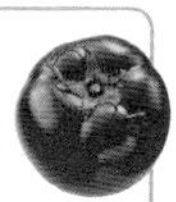

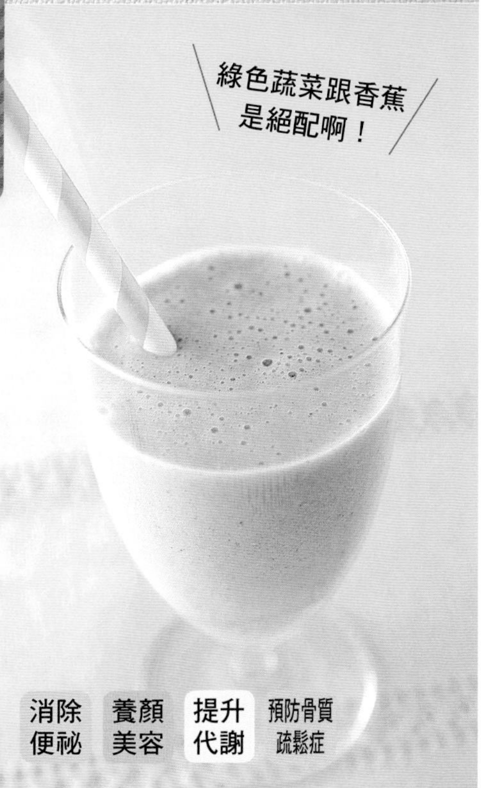
綠色蔬菜跟香蕉
是絕配啊！
消除 便祕
養顏 美容
提升 代謝
預防骨質 疏鬆症

香蕉＋小松菜 優格蔬果汁

1人份 116kcal｜膳食纖維：2.6g｜鹽分：0.1g

材料（1人份）

香蕉：100g
小松菜：30g
低脂優格：100g

做法

1　香蕉去皮後，切為厚度為2cm的片狀。小松菜切為2cm長的段狀。
2　將1與低脂優格放入果汁機打勻即可。

菌活MEMO

小松菜：除了β-胡蘿蔔素、維生素C之外，也含有豐富的鈣質。不只能夠讓益菌增加，還可以預防骨質疏鬆症。

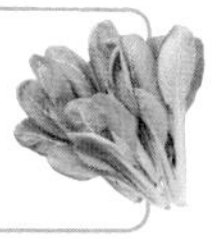

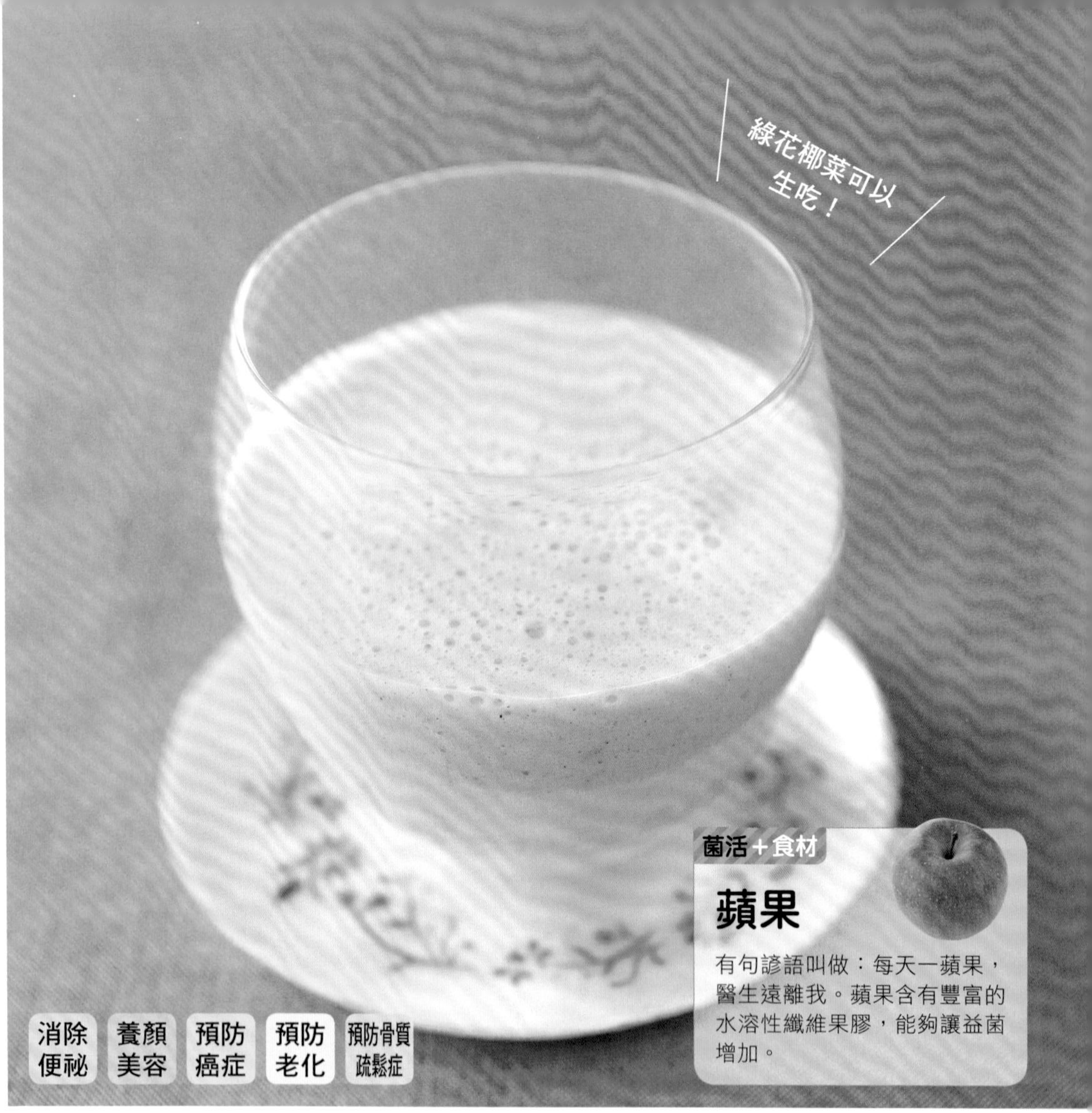
綠花椰菜可以生吃！
消除便祕
養顏美容
預防癌症
預防老化
預防骨質疏鬆症

菌活＋食材

蘋果

有句諺語叫做：每天一蘋果，醫生遠離我。蘋果含有豐富的水溶性纖維果膠，能夠讓益菌增加。

蘋果＋綠花椰菜優格蔬果汁

1人份 94kcal｜膳食纖維：2.0g｜鹽分：0.1g

材料（1人份）

蘋果：50g
綠花椰菜：30g
低脂優格：120g

做法

1 蘋果去芯，切為2cm的塊狀。綠花椰菜清洗乾淨後剝為小株。

2 將1與低脂優格放入果汁機打勻即可。

菌活MEMO

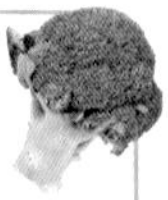

綠花椰菜：含有豐富的維生素C、β-胡蘿蔔素、膳食纖維，是種讓腸道歡欣鼓舞的食材。也能有效預防癌症，並幫助減肥。

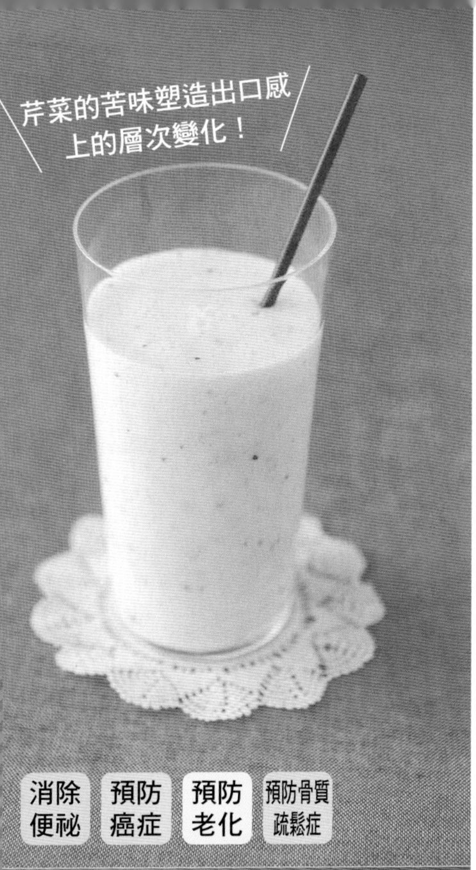
芹菜的苦味塑造出口感
上的層次變化！
消除
便祕
預防
癌症
預防
老化
預防骨質
疏鬆症

蘋果＋芹菜 優格蔬果汁

1人份 89kcal｜膳食纖維：1.2g｜鹽分：0.1g

材料（1人份）

蘋果：50g
芹菜：30g
低脂優格：120g

做法

1　將蘋果去芯後，切為2cm的塊狀。芹菜也一樣切為2cm的塊狀。
2　將1與低脂優格放入果汁機打勻即可。

菌活MEMO

芹菜：強烈的香氣與口感讓它充滿魅力。含有豐富的β-胡蘿蔔素、膳食纖維、鈣質。由於也具有優秀的抗氧化作用，因此很適合用於菌活。

菌活 Recipe 1 優格蔬果汁

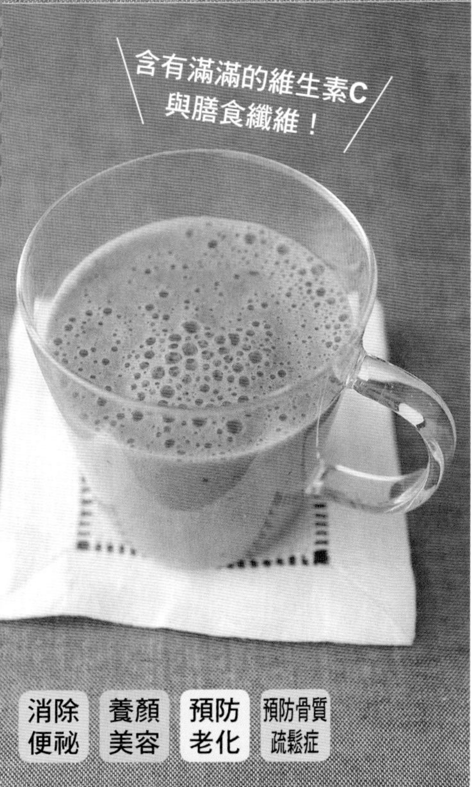
含有滿滿的維生素C
與膳食纖維！
消除
便祕
養顏
美容
預防
老化
預防骨質
疏鬆症

蘋果＋甜椒 優格蔬果汁

1人份 88kcal｜膳食纖維：1.4g｜鹽分：0.1g

材料（1人份）

蘋果：50g
甜椒：50g
低脂優格：100g

做法

1　蘋果去芯，切為2cm的塊狀。甜椒去除種子與蒂頭之後，切為同樣大小的塊狀。
2　將1與低脂優格放入果汁機打勻即可。

菌活MEMO

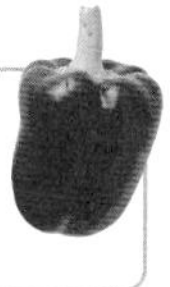

甜椒：擁有在蔬菜界首屈一指的維生素C含量。也含有豐富的辣椒紅素、β-玉米黃質等抗氧化成分。

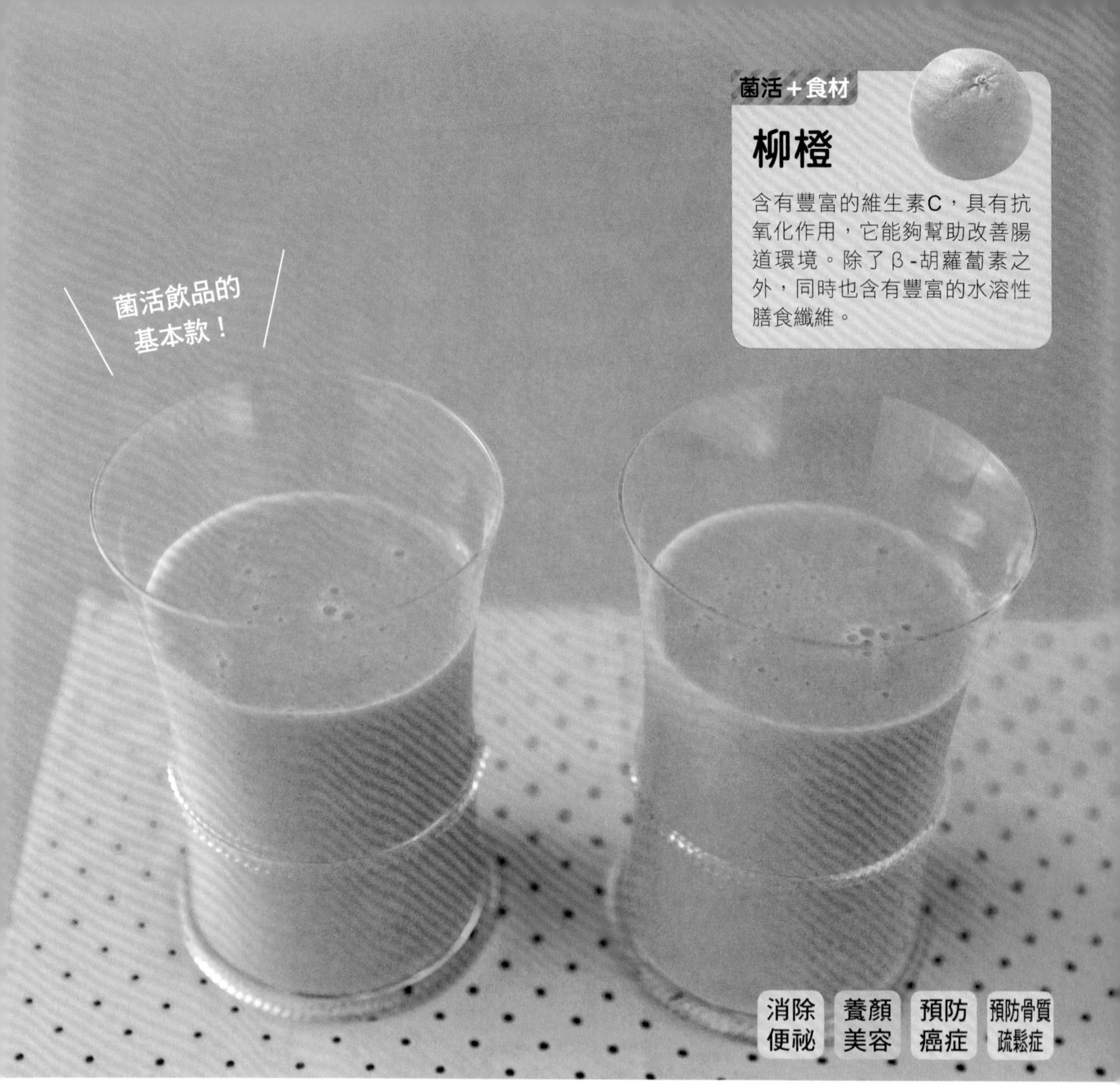

菌活飲品的基本款！

菌活＋食材

柳橙

含有豐富的維生素C，具有抗氧化作用，它能夠幫助改善腸道環境。除了β-胡蘿蔔素之外，同時也含有豐富的水溶性膳食纖維。

消除便祕 養顏美容 預防癌症 預防骨質疏鬆症

柳橙＋紅蘿蔔優格蔬果汁

1人份 82kcal｜膳食纖維：1.7g｜鹽分：0.2g

材料（1人份）

柳橙：50g
胡蘿蔔：50g
低脂優格：100g

做法

1 柳橙削皮去籽，切為2cm的塊狀。胡蘿蔔切為1cm的塊狀

2 將1與低脂優格放入果汁機打勻即可。

菌活MEMO

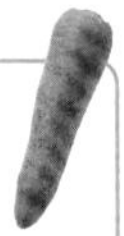

胡蘿蔔：β-胡蘿蔔素的含量在蔬菜中名列前茅。具優異的抗氧化作用，能幫助增加腸道內益菌。

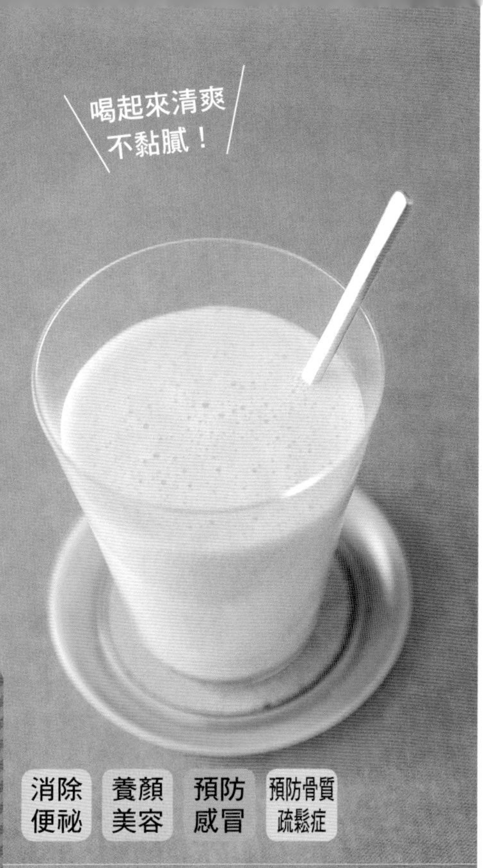

柳橙＋白菜
優格蔬果汁

1人份 71kcal | 膳食纖維：1.0g | 鹽分：0.1g

材料（1人份）

柳橙：50g
白菜：50g
低脂優格：100g

做法

1　柳橙削皮去籽，切為2cm的塊狀。白菜切為2cm的塊狀。

2　將1與低脂優格放入果汁機打勻即可。

菌活MEMO

白菜：除了含有豐富的維生素C之外，也含有豐富的鈣質，能有效幫助身體排毒。葉片的部分也含有大量的β-胡蘿蔔素。

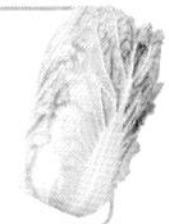

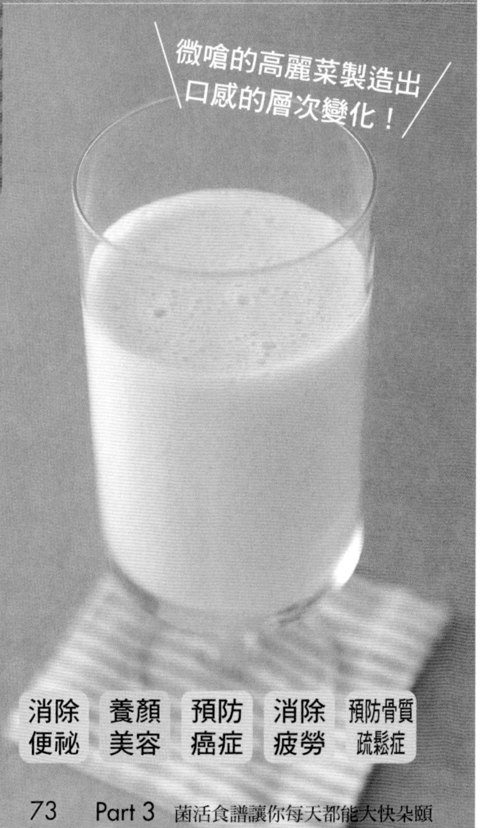
微嗆的高麗菜製造出
口感的層次變化！
消除
便秘
養顏
美容
預防
癌症
消除
疲勞
預防骨質
疏鬆症

柳橙＋高麗菜
優格蔬果汁

1人份 81kcal | 膳食纖維：0.8g | 鹽分：0.1g

材料（1人份）

柳橙：50g
高麗菜：30g
低脂優格：120g

做法

1　柳橙削皮去籽，切為2cm的塊狀。高麗菜切為2cm的塊狀。

2　將1與低脂優格放入果汁機打勻即可。

菌活MEMO

高麗菜：含有能讓腸道健康的維生素U、維生素C、鈣、β-胡蘿蔔素。能預防癌症，養顏美容。

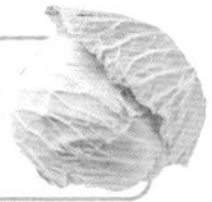

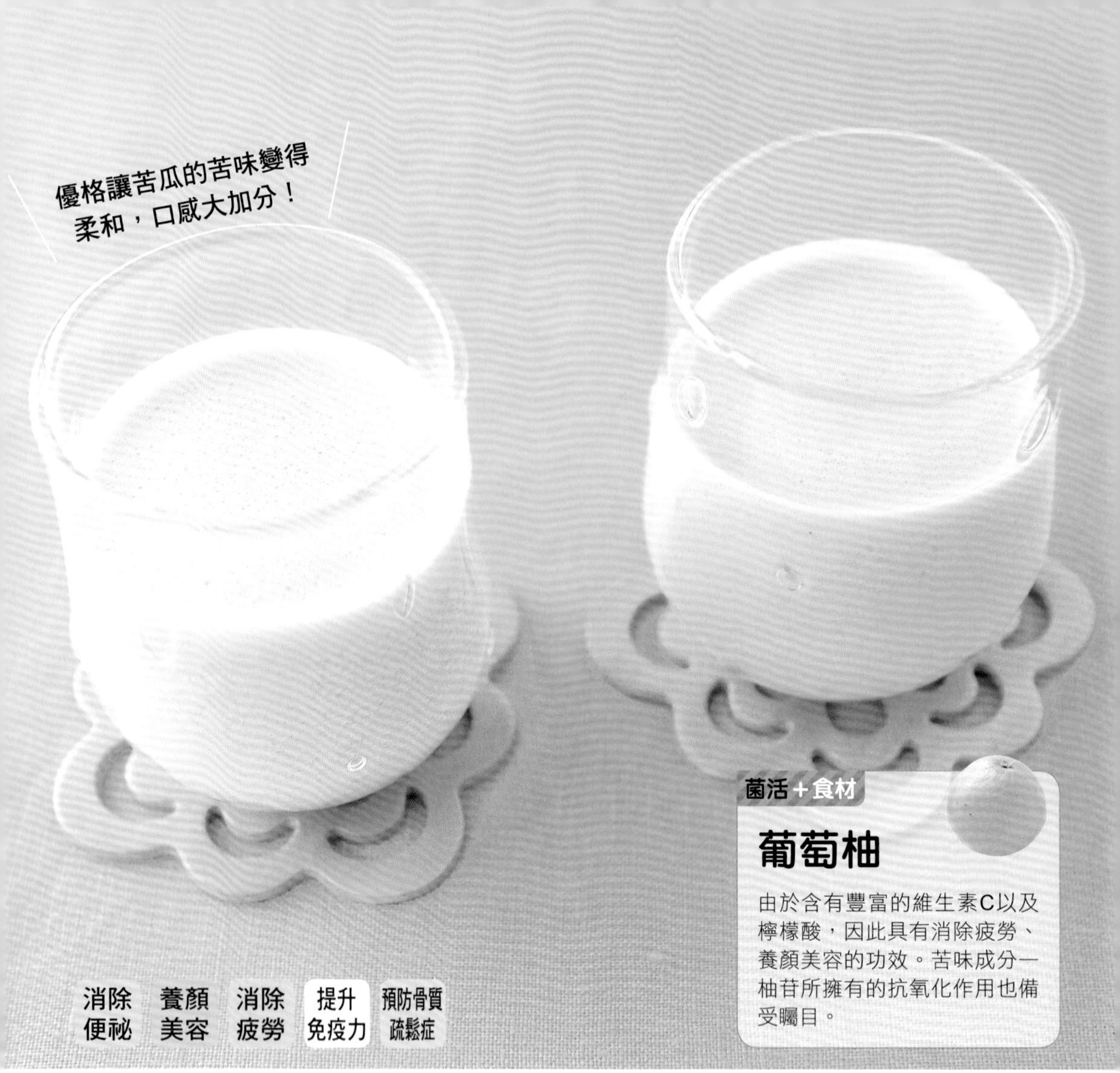
優格讓苦瓜的苦味變得
柔和，口感大加分！
消除便祕
養顏美容
消除疲勞
提升免疫力
預防骨質疏鬆症
菌活＋食材
葡萄柚
由於含有豐富的維生素C以及檸檬酸，因此具有消除疲勞、養顏美容的功效。苦味成分—柚苷所擁有的抗氧化作用也備受矚目。

葡萄柚＋苦瓜優格蔬果汁

1人份 87kcal｜膳食纖維：0.7g｜鹽分：0.1g

材料（1人份）

葡萄柚：50g
苦瓜：20g
低脂優格：130g

做法

1　葡萄柚剝皮，去籽後切為一口的大小。苦瓜去皮去籽，切下周圍綠色的部分使用。

2　將1與低脂優格放入果汁機打勻即可。

菌活MEMO

苦瓜：維生素C的含量為番茄的五倍以上，能發揮強大的抗氧化作用。而苦瓜當中特有的苦味成分「苦味蛋白」也具有降血糖的作用。

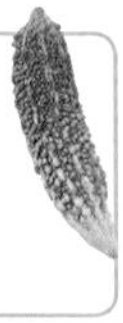

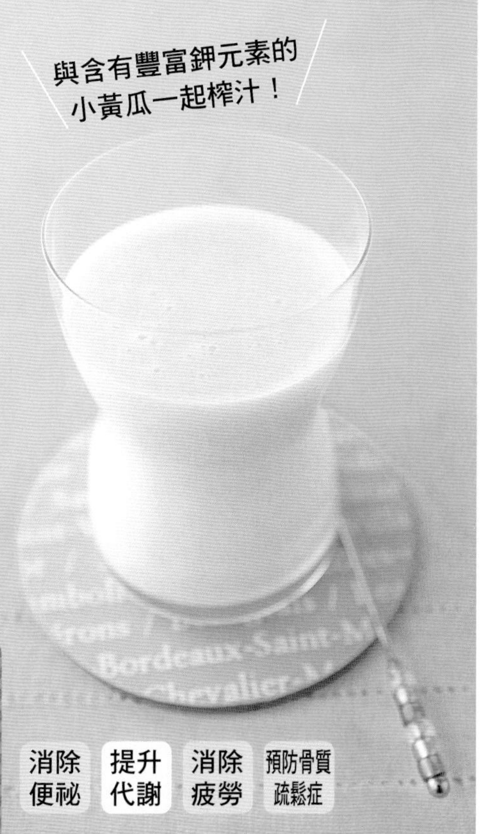
與含有豐富鉀元素的
小黃瓜一起榨汁！
消除便祕
提升代謝
消除疲勞
預防骨質疏鬆症

葡萄柚＋小黃瓜 優格蔬果汁

1人份 76kcal｜膳食纖維：0.9g｜鹽分：0.1g

材料（1人份）

葡萄柚：50g
小黃瓜：50g
低脂優格：100g

做法

1　葡萄柚剝去白皮，去籽後切為一口的大小。小黃瓜削皮切為1cm長的小段。

2　將1與低脂優格放入果汁機打勻即可。

菌活MEMO

小黃瓜：含有豐富的鉀，具利尿作用，能幫助人體排毒。此外，能消除火氣，防止夏天中暑。

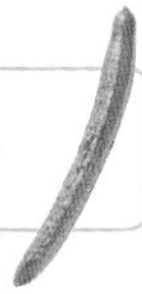

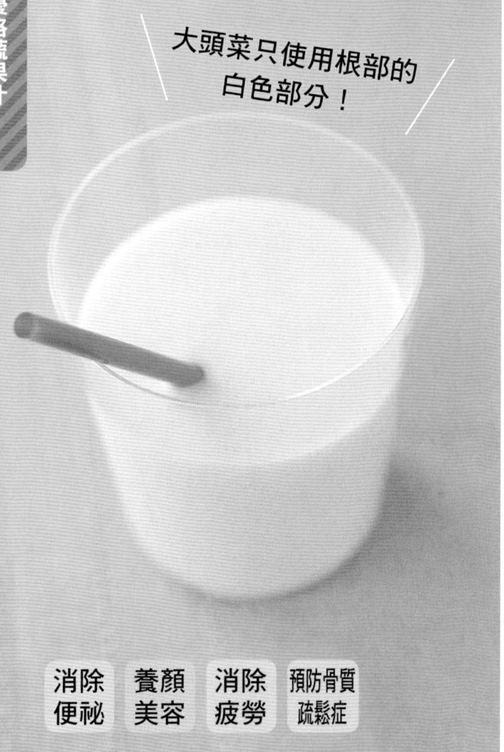
大頭菜只使用根部的
白色部分！
消除便祕
養顏美容
消除疲勞
預防骨質疏鬆症

葡萄柚＋大頭菜 優格蔬果汁

1人份 79kcal｜膳食纖維：1.1g｜鹽分：0.1g

材料（1人份）

葡萄柚：50g
大頭菜：50g
低脂優格：100g

做法

1　葡萄柚剝皮，去籽後切為一口的大小。大頭菜切掉葉片之後，連皮切為2cm的塊狀。

2　將1與低脂優格放入果汁機打勻。

菌活MEMO

大頭菜：含有豐富的維生素C，此外富含能消化碳水化合物的酵素「糖化酶」，以及能夠分解澱粉的消化酵素「澱粉酶」，可以幫助消化。

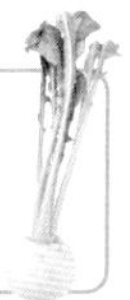

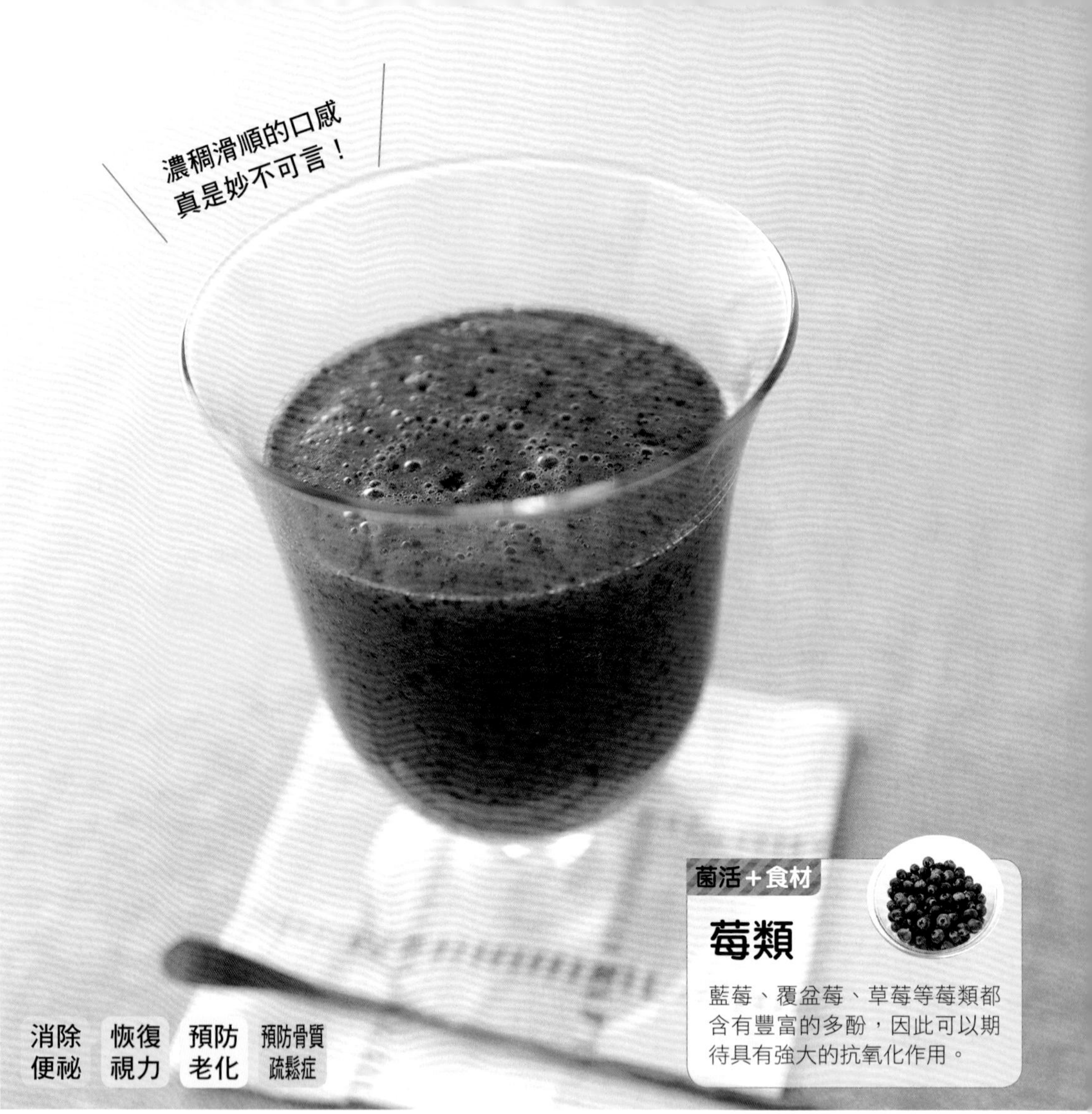
濃稠滑順的口感
真是妙不可言！
消除便祕
恢復視力
預防老化
預防骨質疏鬆症

菌活＋食材

莓類

藍莓、覆盆莓、草莓等莓類都含有豐富的多酚，因此可以期待具有強大的抗氧化作用。

藍莓＋山藥優格蔬果汁

1人份 101kcal｜膳食纖維：2.6g｜鹽分：0.1g

材料（1人份）

山藥：30g
藍莓：70g
低脂優格：100g

做法

1　山藥去皮後切為2cm的塊狀。
2　將1與藍莓、低脂優格放入果汁機打勻即可。

菌活MEMO

山藥：含有水溶性膳食纖維「黏蛋白」，這也是種黏稠成分，能消除便祕。另外也含有豐富的澱粉酶、糖化酶等消化酵素。

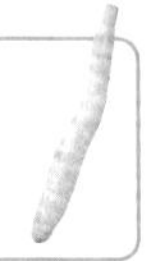

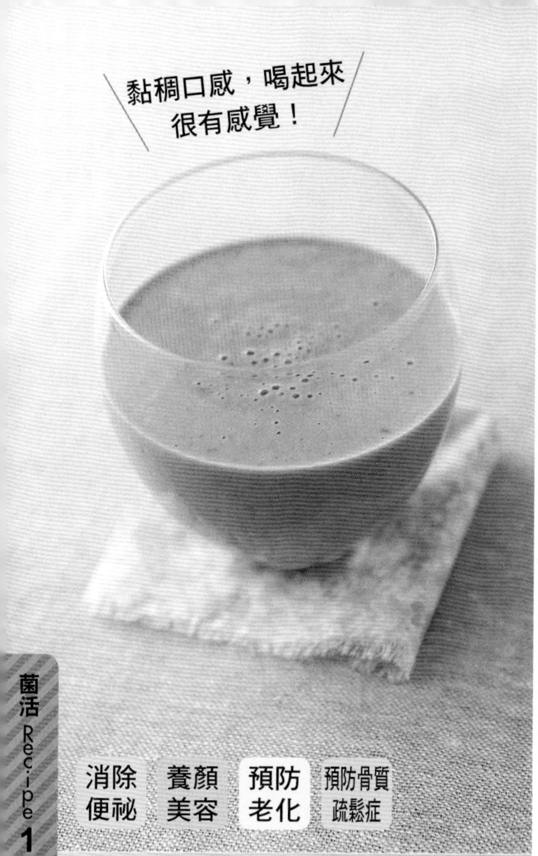
黏稠口感，喝起來
很有感覺！
消除
便祕
養顏
美容
預防
老化
預防骨質
疏鬆症

覆盆莓＋白花椰菜 優格蔬果汁

1人份 87kcal｜膳食纖維：4.2g｜鹽分：0.1g

材料（1人份）

白花椰菜：30g
覆盆莓：70g
低脂優格：100g

做法

1　白花椰菜洗淨後剝為小株。
2　將1與覆盆莓、低脂優格放入果汁機打勻即可。

菌活MEMO

白花椰菜：含有即使加熱也不易壞死的大量維生素C。此外，不溶性膳食纖維的含量也偏高，可幫助增加大便的體積。

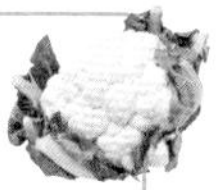

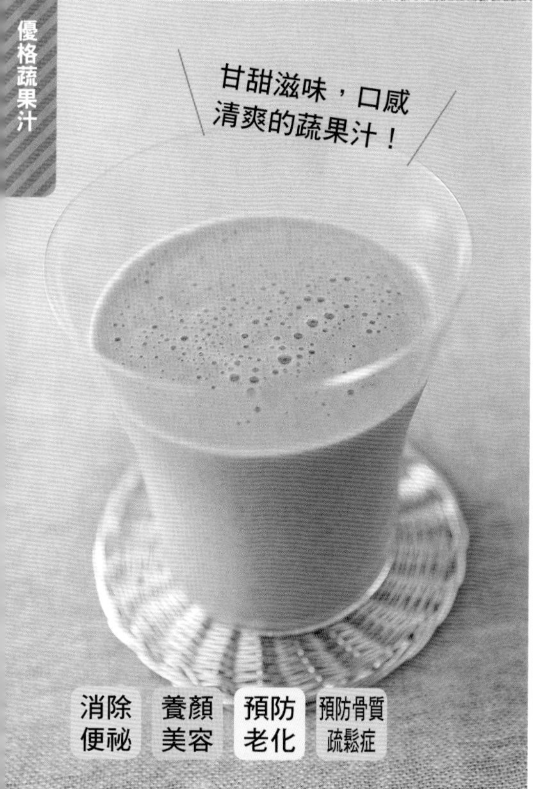
甘甜滋味，口感
清爽的蔬果汁！
消除
便祕
養顏
美容
預防
老化
預防骨質
疏鬆症

草莓＋芹菜 優格蔬果汁

1人份 78kcal｜膳食纖維：1.5g｜鹽分：0.1g

材料（1人份）

草莓：70g
芹菜：30g
低脂優格：100g

做法

1　草莓摘去蒂頭。芹菜切為2cm的塊狀。
2　將1與低脂優格放入果汁機打勻即可。

菌活MEMO

芹菜：含有豐富膳食纖維，能讓大便的體積增加，進而消除便祕！另含有豐富的β-胡蘿蔔素與鉀，能有效抗氧化，並具利尿效果。

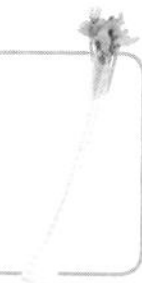

優格甜點

讓我們積極地將優格使用於甜點上，而不只是把它淋在水果上。可以多發揮創意把它做成水切優格或是優格甜湯等。

The dessert of yogurt

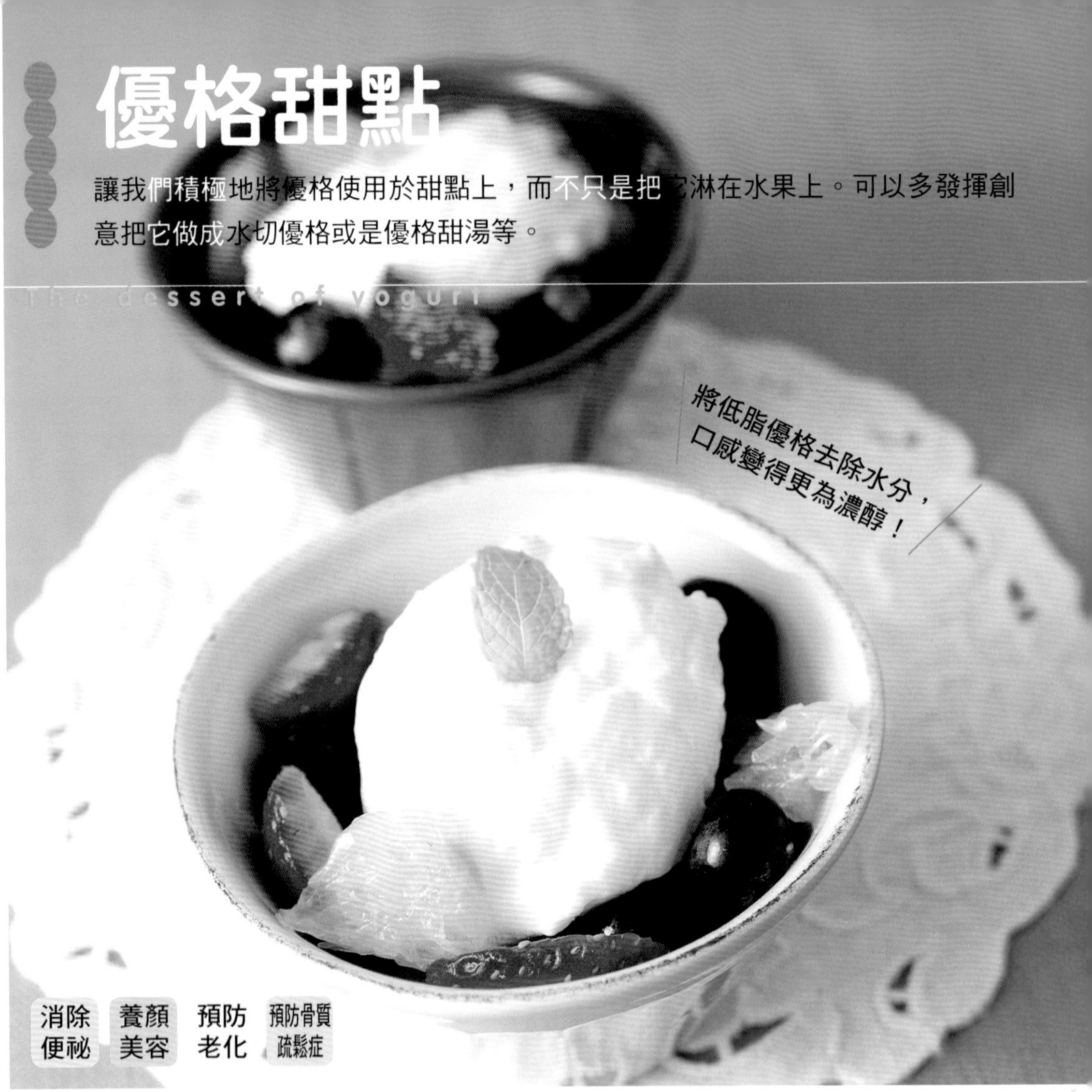

將低脂優格去除水分，口感變得更為濃醇！

消除便祕　養顏美容　預防老化　預防骨質疏鬆症

水切優格佐水果醬

1人份 105kcal｜膳食纖維：1.3g｜鹽分：0.1g

材料（2人份）

低脂優格：200g
草莓：50g
葡萄柚：50g
藍莓：50g
A 砂糖：1大匙
　 榨檸檬汁：1大匙
　 萊姆酒：1小匙
薄荷葉：少許

做法

1　使用不含膠質的新鮮優格，將篩網架於碗上，並鋪上濾紙，放上優格後，在冰箱中冷藏一個晚上，製作成水切優格。

2　草莓摘去蒂頭，對半縱切開來後，再縱切為薄片。葡萄柚去皮後剝塊備用。

3　將藍莓放入2中，之後加入A拌勻。

4　將3、1盛裝於容器，並以薄荷葉裝飾即可。

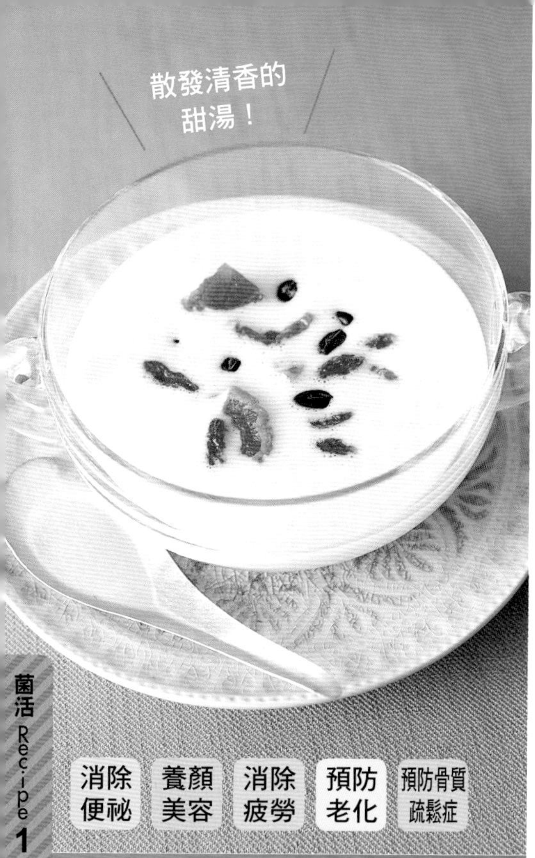
散發清香的
甜湯！
消除便祕
養顏美容
消除疲勞
預防老化
預防骨質疏鬆症

白桃優格甜湯

1人份 147kcal | 膳食纖維：3.2g | 鹽分：0.1g

材料（2人份）

白桃（罐頭）：1/2個（80g）
低脂優格：200g
萊姆酒：1小匙
榨檸檬汁：1大匙
枸杞：2小匙
杏仁（乾燥）：2顆
紅豆（煮熟的）：2大匙（20g）

做法

1 白桃濾去湯汁，切為2cm的塊狀。
2 將優格、1放入果汁機打成湯狀，再加入萊姆酒、榨檸檬汁拌勻後，放入冰箱冷卻。
3 將枸杞、杏仁浸過熱水後取出，並將杏仁切為4塊。
4 將2倒入容器當中，並放入紅豆與3即可。

菌活MEMO

紅豆：含有豐富的膳食纖維，能讓大便的體積增加。此外，當中所含的皂素能幫助腸道蠕動，進而讓排便暢通無阻。

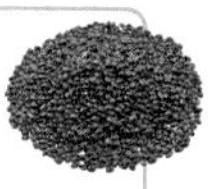

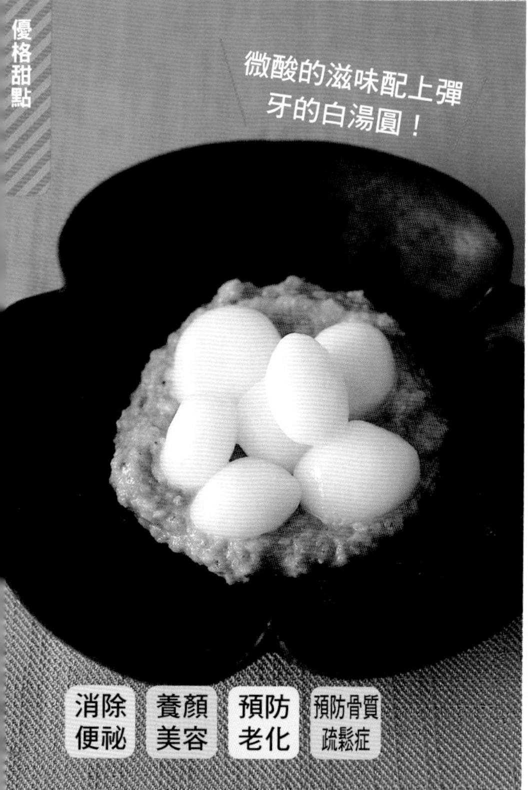
微酸的滋味配上彈
牙的白湯圓！
消除便祕
養顏美容
預防老化
預防骨質疏鬆症

優格白湯圓佐胡桃醬

1人份 140kcal | 膳食纖維：0.9g | 鹽分：0.7g

材料（2人份）

胡桃：20g
甘麴：1大匙
醬油：1/2大匙
湯圓粉：30g
低脂優格：30g

做法

1 將胡桃搗碎，並加入甘麴、醬油攪拌，製作成胡桃醬。
2 優格加入湯圓粉中，按壓揉捏至表面平滑為止。
3 於鍋內將水煮滾，將2揉為小球狀放入鍋內水煮。浮起來後再煮20～30秒，然後放入冷水中冷卻。
4 於容器內鋪上1的胡桃醬，並將3濾水後放入容器內即可。

菌活MEMO

甘麴：甘麴是甜酒的原料。其中含有麴菌，除了維生素B_1、B_2、B_6、葉酸、膳食纖維、寡糖之外，也含有豐富的消化酵素。

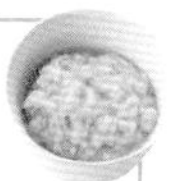

梅肉優格奶酪

1人份 135kcal｜膳食纖維：0.3g｜鹽分：0.9g

材料（4人份）

低脂優格：400g　　梅乾：40g
冷水：3大匙　　牛奶：75ml
吉利丁粉：5g　　砂糖：60g

做法

1　製作水切優格（請參考P.78做法1）。
2　將吉利丁粉倒入冷水中讓其膨脹。
3　以竹籤將梅乾串起，泡水30～40分鐘以去除鹽分。拿起後將水甩乾，去籽，將果肉篩成泥狀。
4　於小鍋子中放入牛奶、砂糖、2，並以中火煮至融化，切勿煮沸。
5　將1、3（留下一點最後裝飾用）、4混和攪拌至平滑狀。之後倒入容器，並將之冷卻凝固。
6　用預留的一點梅肉對5進行裝飾即可。

菌活MEMO

梅乾：含有豐富的檸檬酸，能夠幫助促進新陳代謝，也能有效促進食欲、消除疲勞。考量到健康因素，建議使用減鹽的種類。

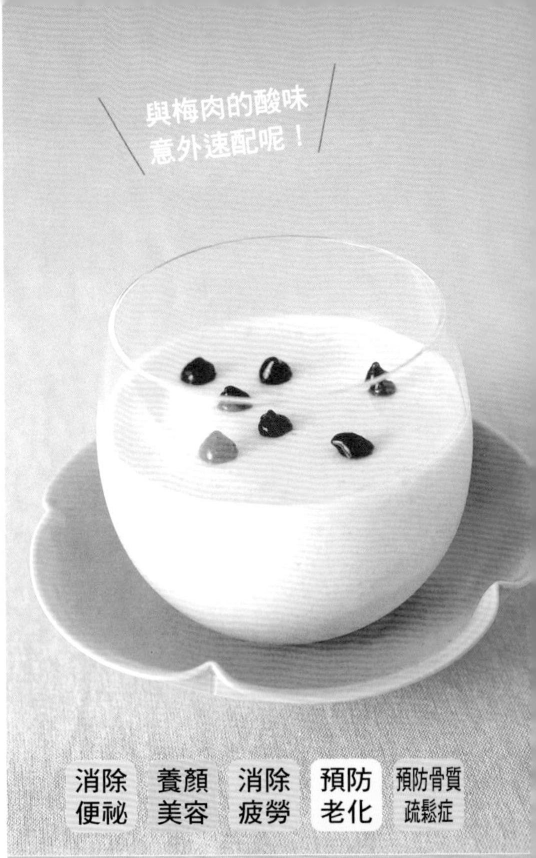
與梅肉的酸味
意外速配呢！
消除便祕
養顏美容
消除疲勞
預防老化
預防骨質疏鬆症

優格地瓜羊羹

1人份 104kcal｜膳食纖維：1.0g｜鹽分：0.4g

材料（4人份：1個4×10×3cm長型蛋糕膜的量）

低脂優格：200g　　鹽巴：少許
地瓜：200g　　砂糖：20g

做法

1　製作水切優格（請參考P.78做法1）。
2　地瓜去皮並切為一口大小。沖水30～40分鐘以去除苦味。之後煮至柔軟。
3　濾去2的熱水，搗爛至平滑狀，並加入鹽巴、砂糖攪拌均勻。等餘熱散盡，加入1攪拌均勻，再填入模具並置於冰箱5～6小時，令其確實冷卻及凝固。
4　從模具中取出並切塊即可。

菌活MEMO

地瓜：兼具水溶性膳食纖維與不溶性膳食纖維的平衡，含有耐熱的維生素C、漂木酸，具強效的抗氧化作用是它的特徵所在。

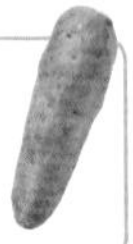

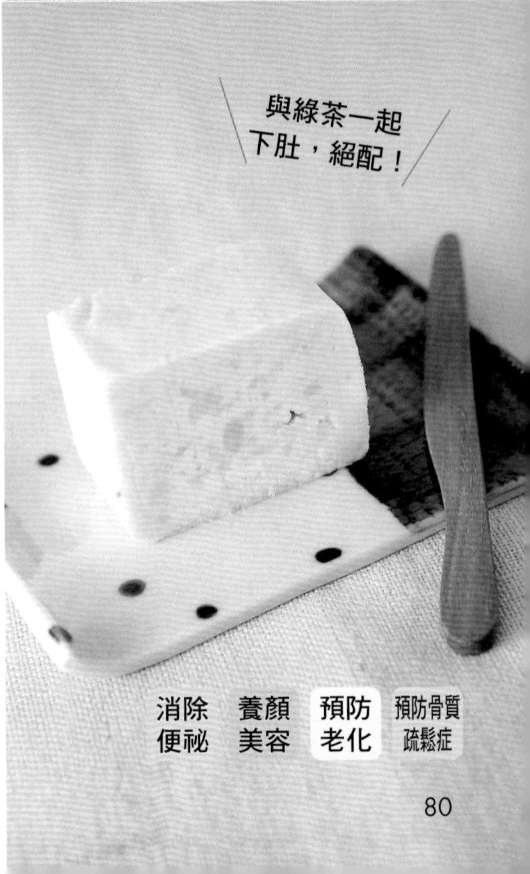
與綠茶一起
下肚，絕配！
消除便祕
養顏美容
預防老化
預防骨質疏鬆症

菌活 Recipe 1 優格甜點

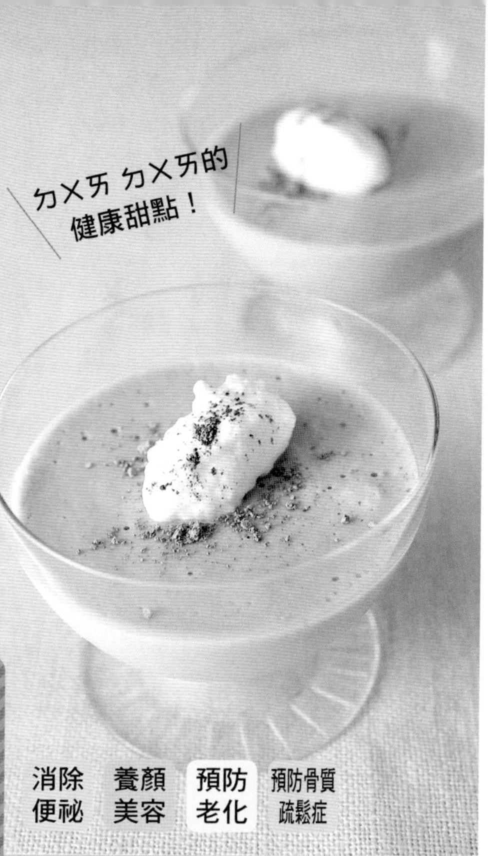
ㄉㄨㄞ ㄉㄨㄞ的
健康甜點！
消除便祕
養顏美容
預防老化
預防骨質疏鬆症

法式抹茶優格慕斯

1人份 113kcal｜膳食纖維：0.6g｜鹽分：0.1g

材料（6人份，此份量較好製作）

低脂優格：300g
冷水：4大匙
吉利丁粉：10g
牛奶：100g
抹茶：1又1/2大匙
砂糖：70g
雞蛋：1顆
砂糖：1大匙

做法

1　製作水切優格（請參考P.78做法1）。
2　將吉利丁粉倒入冷水中讓其膨脹。
3　於小鍋子中放入牛奶、2，並以中火煮至融化，切勿煮沸。
4　於較大的容器中倒入抹茶、砂糖（50g），並攪拌均勻，再加入蛋黃。一邊倒入3，一邊充分攪拌，最後加入1並攪拌至呈平滑狀。將容器整個浮於冷水上，邊攪拌邊讓容器冷卻，藉此製造出稠度。
5　於別的容器將蛋白打至發泡，再加入砂糖（20g），打成結構完整的蛋白霜。
6　將5倒入已經有稠度的4當中，充分攪拌後倒入容器內，置於冰箱內冷卻凝固。最後將去水優格（份量之外）點綴於慕斯上，再撒上少許抹茶粉即可。

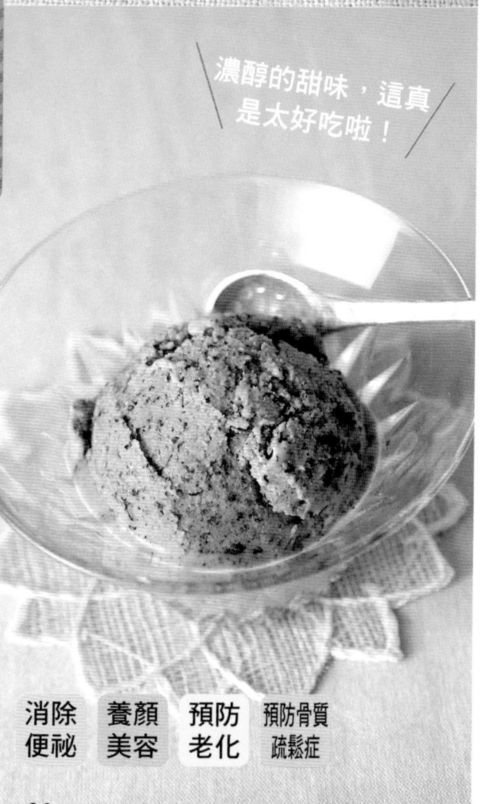
濃醇的甜味，這真
是太好吃啦！
消除便祕
養顏美容
預防老化
預防骨質疏鬆症

優格冰—黑芝麻佐黑糖風味

2人份 243kcal｜膳食纖維：1.3g｜鹽分：0.2g

材料（2人份）

低脂優格：200g
黑糖（粉狀）：20g
黑芝麻粉：10g
萊姆酒：1小匙

做法

1　製作水切優格（請參考P.78做法1）。
2　將1與黑糖、黑芝麻粉、萊姆酒攪拌均勻。
3　將2放入冰箱冷凍，剛開始冷凍的2～3小時，每隔20～30分鐘就要攪拌一次，藉此將空氣拌入。之後每隔1小時攪拌數次，直至冷凍。

菌活MEMO

黑芝麻：含有豐富鈣質及維生素E。此外，芝麻素也具有強大的抗氧化作用，能有效抗老化。

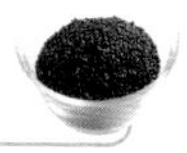

優格菜餚

也可以用優格來煮菜。優格便於使用，能用來燉煮料理，或是用來當作沙拉醬以及醃醬。當使用優格來燉煮料理時，它那溫醇順口且微帶酸澀的絕妙滋味，能夠讓料理更添美味。

yoghurt meal

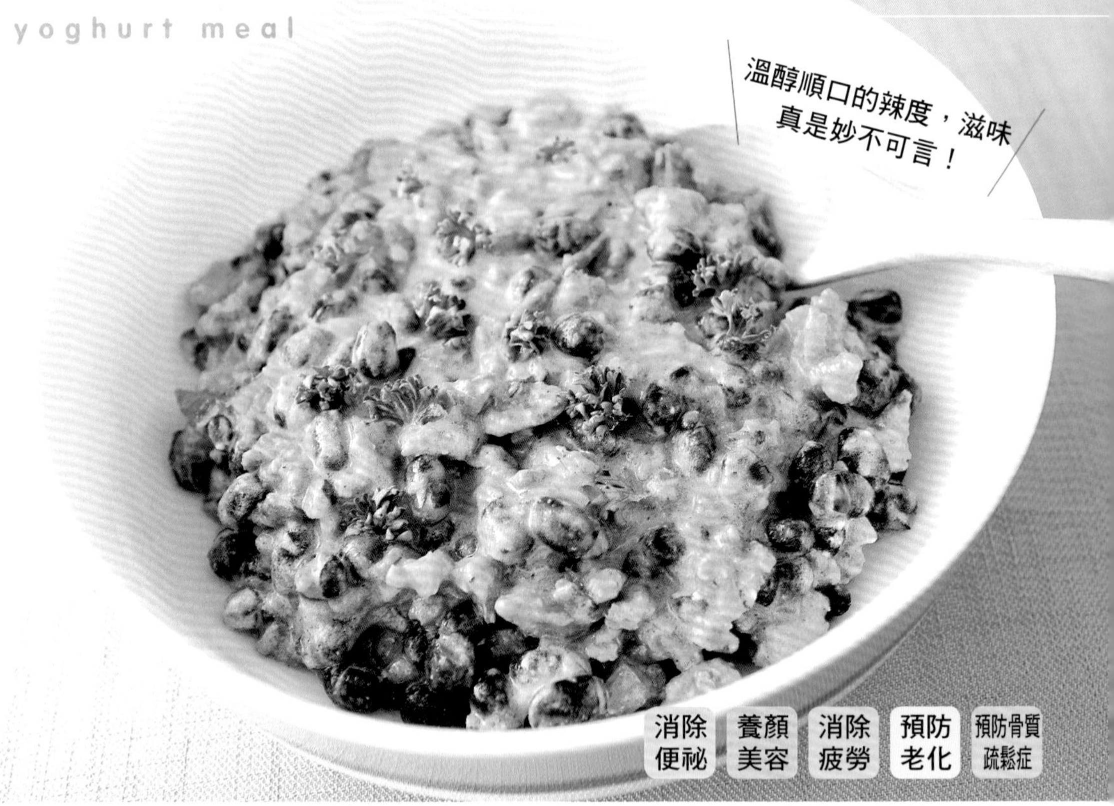
溫醇順口的辣度，滋味真是妙不可言！
消除便祕
養顏美容
消除疲勞
預防老化
預防骨質疏鬆症

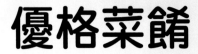

優格咖哩燉煮紅豆豬絞肉

1人份 302kcal｜膳食纖維：10.6g｜鹽分：0.5g

材料（2人份）

- 低脂優格：100g
- 大蒜（切末）：1/2片
- 橄欖油：1/2大匙
- 豬絞肉：100g
- 洋蔥（切末）：50g
- 番茄（1cm大小的塊狀）：100g
- A
  - 紅豆（煮熟的）：140g
  - 咖哩粉：1大匙
  - 月桂葉：1/2片
- 熱水：100ml
- 鹽巴、胡椒：少許
- 荷蘭芹（粗切）：少許

做法

1　製作水切優格：將篩網架於碗上，並鋪上濾紙，放上優格後於冰箱中冷藏2～3小時。

2　將大蒜、橄欖油放入平底鍋內，並以中火加熱後，放入豬絞肉拌炒。炒至微焦後就放入洋蔥拌炒，洋蔥炒軟後再加入A一起拌炒。當炒出香氣時就放入番茄拌炒均勻。

3　將熱水分次倒入攪拌，需煮至完全收乾湯汁為止。最後以鹽巴、胡椒調味，再加入1的優格做攪拌，並撒上荷蘭芹就大功告成了。

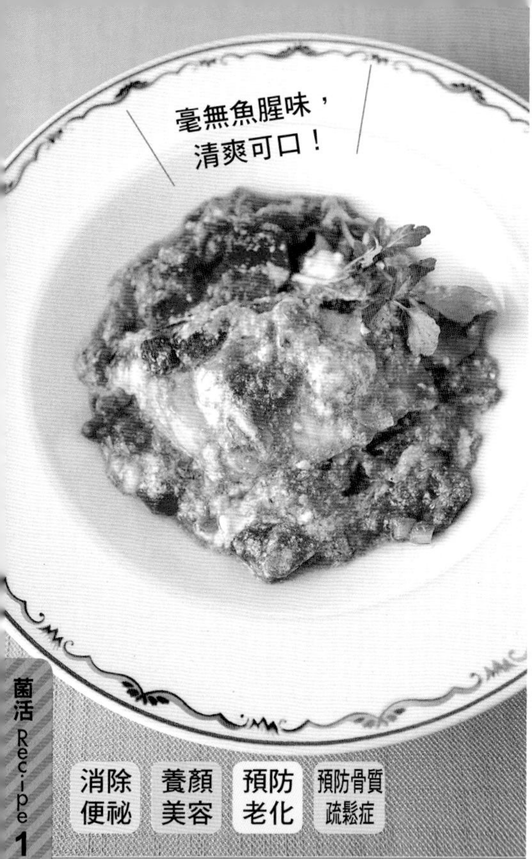
毫無魚腥味，
清爽可口！
消除
便祕
養顏
美容
預防
老化
預防骨質
疏鬆症

優格番茄燉煮鰤魚

1人份 359kcal｜膳食纖維：1.5g｜鹽分：1.2g

材料（2人份）

低脂優格：100g
處理好的鰤魚：2塊
鹽巴、胡椒：少許
橄欖油：1/2大匙
大蒜（切末）：1/2片
長蔥（切末）：1/2株
番茄罐頭（骰子狀）：100g
月桂葉：1/2片
百里香：少許
西洋菜：適量

做法

1　製作水切優格（請參考P.82做法1）。
2　以鹽巴、胡椒為鰤魚進行調味。
3　將橄欖油倒入平底鍋內以中火加熱，放入2進行乾煎。當兩面都煎至微焦時，放入大蒜、蔥末拌炒，之後放入番茄罐頭、月桂葉、百里香，燉煮4～5分鐘令鰤魚入味後，再撒上鹽巴、胡椒，並加入1的優格攪拌均勻，再稍煮一會兒即可。
4　將3盛盤，並以西洋菜裝飾。

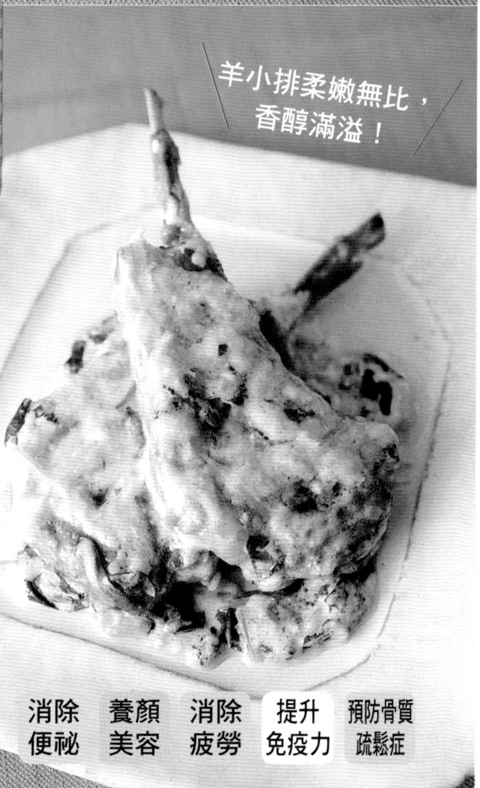
羊小排柔嫩無比，
香醇滿溢！
消除
便祕
養顏
美容
消除
疲勞
提升
免疫力
預防骨質
疏鬆症

優格味噌燉煮羊小排

1人份 360kcal｜膳食纖維：1.2g｜鹽分：2.5g

材料（2人份）

低脂優格：100g
橄欖油：1/2大匙
羊小排：4支（約280g）
大蒜（切末）：1/2片
薑（切末）：1片
A［熱水：150ml／甘麴、味噌：各2大匙］
酒：50ml
鴨兒芹：適量

做法

1　製作水切優格（請參考P.82做法1），將優格抹在羊小排上醃製，約10分鐘。
2　將橄欖油倒入平底鍋內以中火加熱，放入羊小排進行乾煎。當兩面都煎至微焦時，放入大蒜、薑末拌炒，並倒入酒。煮沸之後加入A攪拌均勻，並蓋上鍋蓋悶煮20分鐘。
3　將鴨兒芹切為1cm長的段狀，並加入鍋內稍微煮一下就可以盛盤了。

優格蘑菇四季豆沙拉

1人份 98kcal｜膳食纖維：1.6g｜鹽分：0.7g

材料（2人份）

低脂優格：100g
蘑菇：100g
四季豆：50g
橄欖油：1大匙

A［ 榨檸檬汁：1小匙
　 鹽巴、胡椒：少許

鹽巴、胡椒：各少許
辣椒粉：少許

做法

1　製作水切優格（請參考P.82做法1）。

2　蘑菇切除根蒂的底端部位，切為厚5mm的片狀。四季豆去蒂後，切為3～4公分的段狀，並煮至柔軟。

3　將橄欖油倒入平底鍋內以中火加熱，並將2炒至柔軟，再灑上鹽巴、胡椒調味。

4　將3放冷，並與1涼拌，最後以A來調味。盛盤後灑上辣椒粉即可。

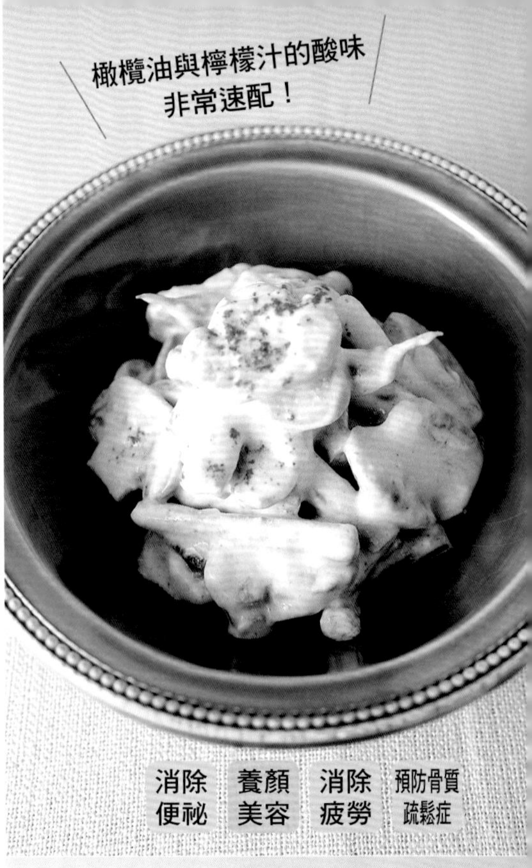
橄欖油與檸檬汁的酸味
非常速配！
消除便祕
養顏美容
消除疲勞
預防骨質疏鬆症

魚卵鷹嘴豆泥

1人份 201kcal｜膳食纖維：5.8g｜鹽分：1.3g

材料（2人份）

低脂優格：100g
鷹嘴豆（煮熟）：100g
鱈魚子：40g
萵苣葉：1片
粗磨黑胡椒：少許

A［ 榨檸檬汁：2小匙
　 鹽巴、胡椒、蒜泥：少許
　 橄欖油：1大匙

做法

1　製作水切優格（請參考P82做法1）

2　水煮鷹嘴豆，並持續煮沸2～3分鐘。瀝去熱水之後，趁熱搗成泥狀。

3　鱈魚子去除外皮。

4　待2的餘熱散盡之後，加入1、3、A攪拌均勻。

5　將4盛盤，並以萵苣葉點綴。最後撒上粗磨黑胡椒即可。

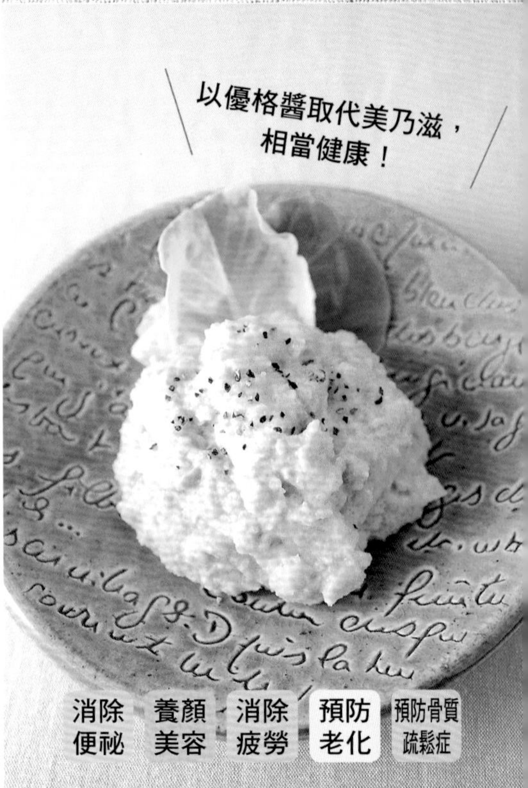
以優格醬取代美乃滋，
相當健康！
消除便祕
養顏美容
消除疲勞
預防老化
預防骨質疏鬆症

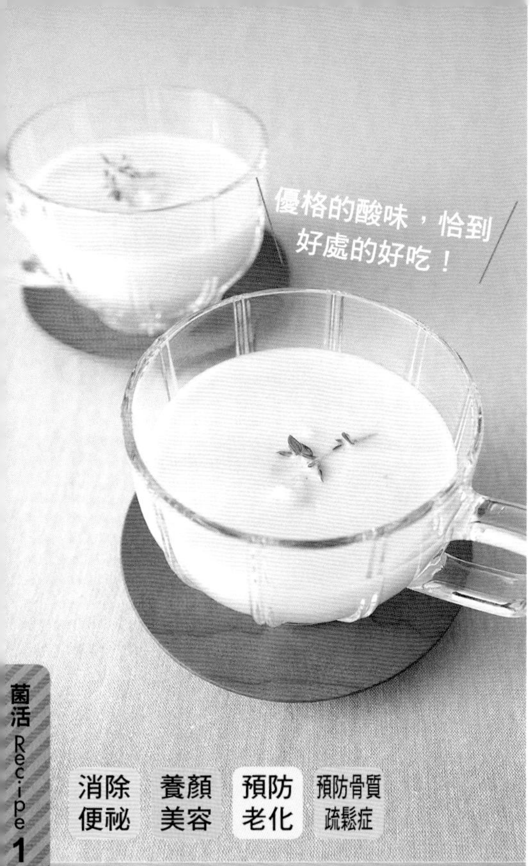
優格的酸味，恰到好處的好吃！
消除便祕
養顏美容
預防老化
預防骨質疏鬆症

菌活Recipe 1 優格菜餚

白花椰菜優格湯

1人份 44kcal｜膳食纖維：1.7g｜鹽分：0.7g

材料（2人份）

白花椰菜：120g
低脂優格：100g

A
- 熱水：100ml
- 雞湯塊：1/4個
- 月桂葉：1/2片

B
- 鹽巴：少許
- 胡椒：少許
- 百里香：少許

百里香（生）：少許

做法

1　將白花椰菜分為小株。

2　於鍋內放入A，並將1放入，蓋上蓋子蒸煮14～15分鐘，使其軟化。

3　自2取出月桂葉及白花椰菜。並測量湯汁的量，若不夠時則加水至100ml。

4　留下少量白花椰菜，稍後用來裝飾。將白花椰菜與湯汁放入果汁機打至平滑的濃湯狀再加入優格，以B做調味後，放入冰箱下層冷卻。

5　將4盛盤，並點綴上裝飾用的白花椰菜與百里香即可。

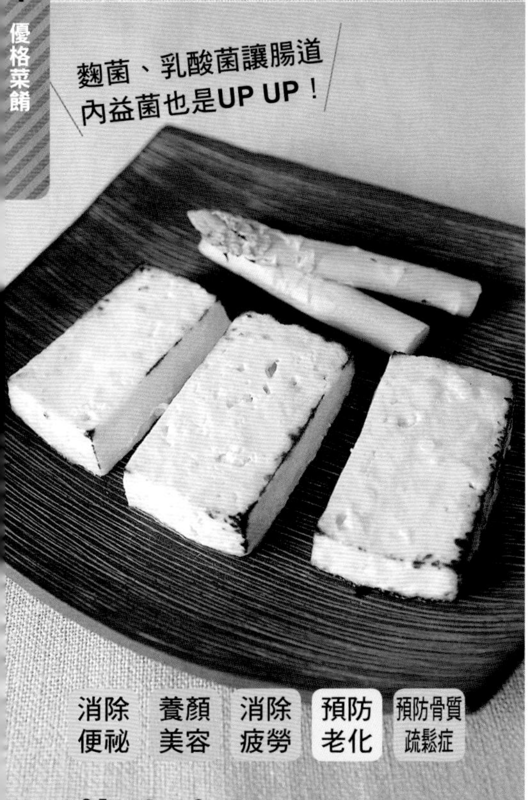
麴菌、乳酸菌讓腸道內益菌也是UP UP！
消除便祕
養顏美容
消除疲勞
預防老化
預防骨質疏鬆症

鹽麴豆腐優格燒

1人份 272kcal｜膳食纖維：2.2g｜鹽分：2.0g

材料（1人份）

木棉豆腐：1塊（300g）
低脂優格：50g
鹽麴：1大匙
綠蘆筍：2根

做法

1　從邊端開始依序將豆腐切為6片，並以紙巾包覆以濾去水分。

2　以鹽麴塗抹1之後，再塗抹上優格，並靜置40～50分鐘。

3　切除綠蘆筍根部堅硬的部分，並與2一起置於烤盤上，放入烤箱烤10～12分鐘，讓表皮焦脆。

4　將3盛盤即可。

菌活MEMO

鹽麴：含有豐富的植物性乳酸菌以及麴菌，能夠讓益菌增加，進而改善腸道環境。也含有大量的維生素B_6，能幫助消除疲勞。

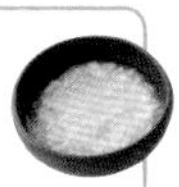

菌活 Recipe 2

建議每天攝取納豆！

在菌活中，十分推薦最常見的發酵食品納豆，因為納豆是容易入手的食物，可以拌入白飯中。也很適合與其它食材一起做成小菜。

讓黃豆發酵後就能製作出納豆，每天都攝取一些蘊含強大功效的納豆菌吧！

於黃豆當中加入納豆菌令其發酵，所製作而成的食品就是納豆了。而納豆菌具有優異的耐熱性，且能夠將腸道環境轉化為酸性，因此讓益菌容易增殖，進而整頓腸道環境。除此之外，納豆當中也含有大量膳食纖維，能夠在增加大便體積的同時，讓大便變軟，且減少散發出的臭味，可以說這是一種實現黃金便時不可欠缺的食材。此外，納豆當中也含有豐富的寡糖，因此能夠成為益菌的養分。但是透過納豆等食物攝取的益菌只會於腸道內短暫停留，所以重要的是必需每天攝取這些食物才行喔。

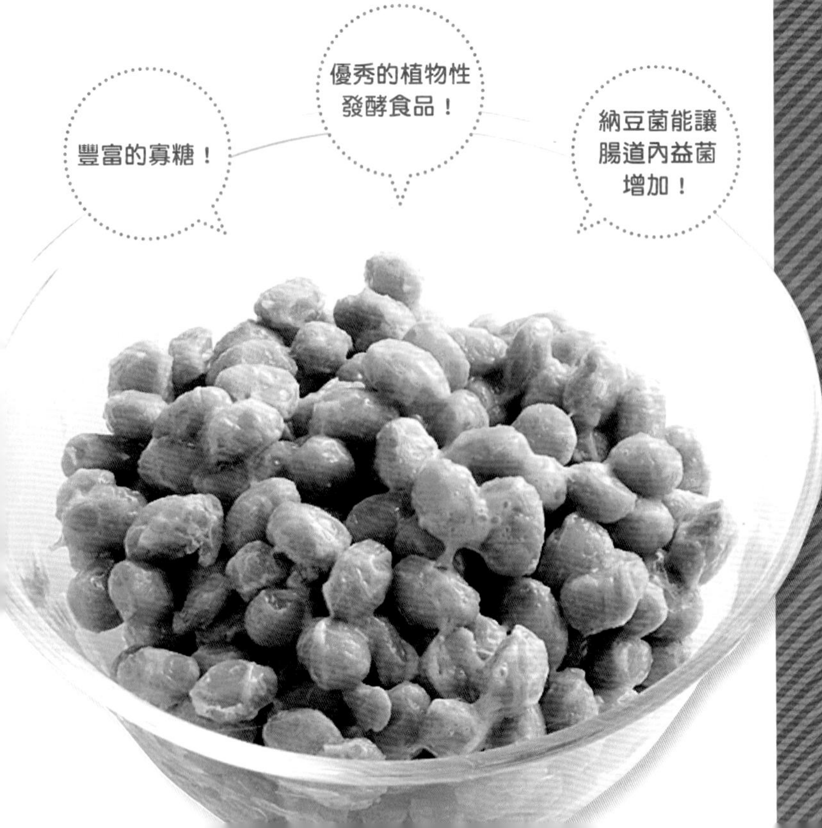
豐富的寡糖！
優秀的植物性發酵食品！
納豆菌能讓腸道內益菌增加！

為了每天確實攝取而想出來

活用納豆的好點子

1 納豆＋一些小創意

應盡可能每天攝取納豆，因此建議各位可以與其他能幫助整頓腸道環境的食材稍作搭配，藉此避免吃膩，加入其他食材就能夠吃得開心又愉快囉。

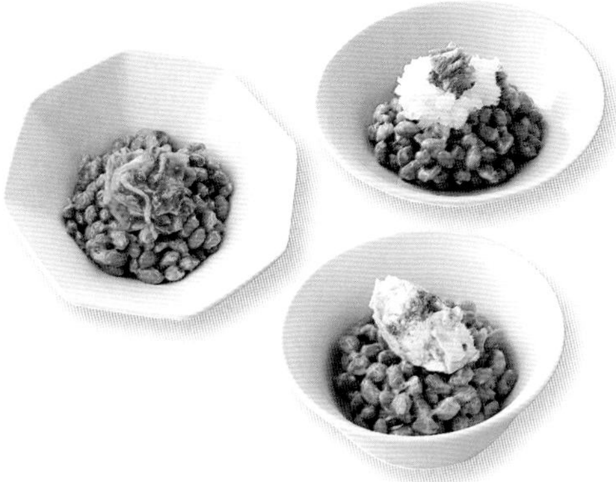

2 納豆＋海藻

納豆與海藻的組合，完美兼顧了不溶性與水溶性膳食纖維的平衡。可以用小碗涼拌，或是炒來吃，菜單的範圍也跟著變廣了。

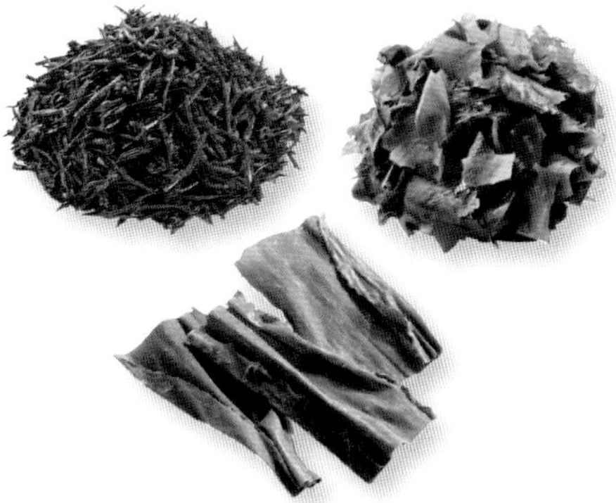

3 納豆＋根菜類

牛蒡、大蒜、蓮藕等根菜類都含有豐富的膳食纖維，與納豆搭配食用，會讓腸內益菌欣喜若狂，腸道環境清潔溜溜！

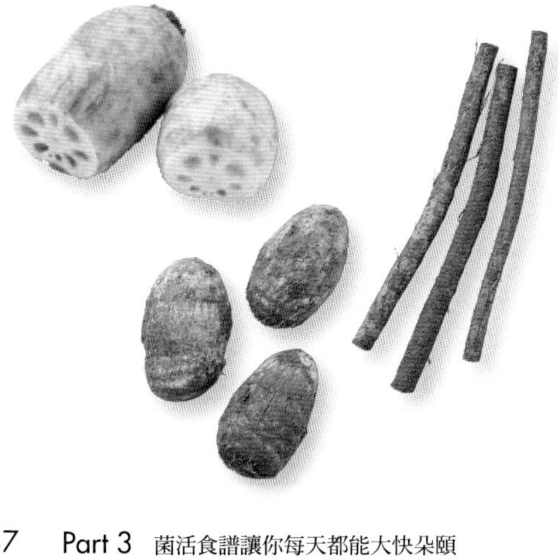

4 納豆＋其他蔬菜

番茄、茄子、韭菜等蔬菜當中含有豐富的植物性化合物以及維生素，能夠幫助整頓腸道，還具有優秀的抗氧化作用，與納豆的納豆菌搭配，就可以開始一場超級菌活囉！

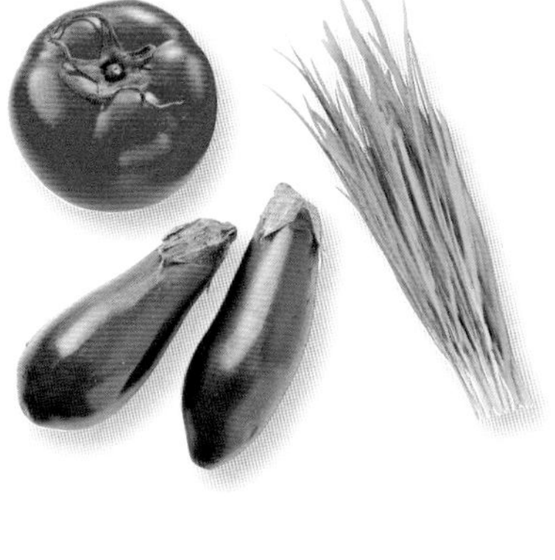

納豆＋一些小創意

每天早餐都想要攝取納豆，但是一成不變的菜單很容易就會讓人吃膩啦！所以可以稍微添加一些有益腸道健康的食材，讓口味更富變化。

natto+creative

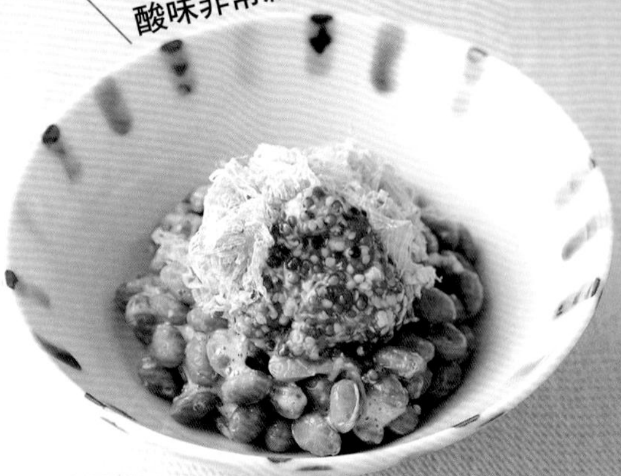

黃色顆粒芥末醬的酸味非常新鮮！

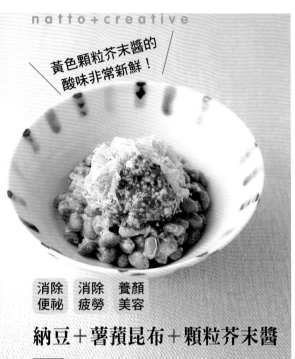

消除便秘　消除疲勞　養顏美容

納豆＋薯蕷昆布＋顆粒芥末醬

1人份 113kcal｜膳食纖維：4.8g｜鹽分：0.4g

材料與做法（1人份）

於一盒納豆上擺放適量的薯蕷昆布，並撒上適量的黃色顆粒芥末醬。

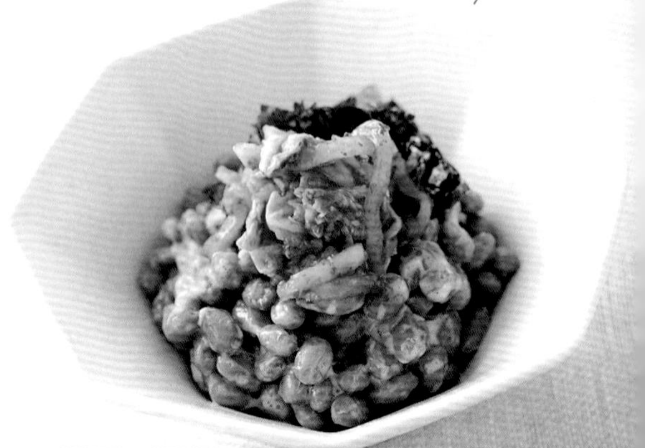

韓式泡菜與納豆是天生一對！

消除便秘　消除疲勞　養顏美容　預防老化

納豆＋韓式泡菜＋韓國海苔

1人份 111kcal｜膳食纖維：4.2g｜鹽分：0.4g

材料與做法（1人份）

於一盒納豆（45g）上擺放適量的韓式泡菜與撕開的韓國海苔。

每天攝取納豆菌，改善腸內環境！

狹義上來說納豆菌並不是腸內細菌，而是枯草桿菌的一種，是自然界當中最安定的菌種。納豆菌會在腸內活化，促進腸道裡的乳酸菌和比菲德氏菌等益菌增殖，還可以抑制壞菌生長，所以有調整腸內菌叢的功能。另外，納豆菌可以製造強力的蛋白質分解酵素和澱粉分解酵素，還能夠合成豐富的維生素B群，所以也和促進代謝、提升免疫力有關。

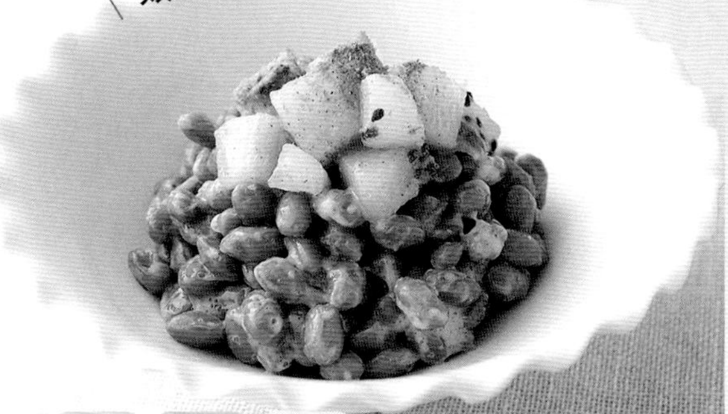
加上維生素C，讓美容
效果更上一層樓！

消除便祕　養顏美容　預防老化

納豆＋奇異果＋咖哩粉

1人份 113kcal｜膳食纖維：4.0g｜鹽分：0.1g

材料與做法（1人份）

1　取適量的奇異果切為7～8mm的小塊，並裹上少許咖哩粉。

2　於一盒納豆上擺放1，並淋上少許醬油。

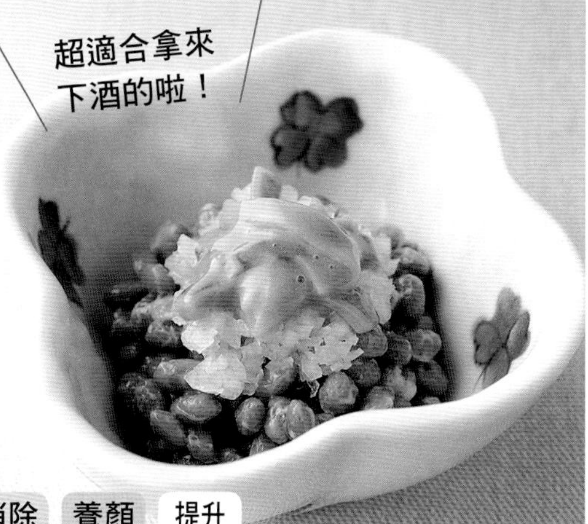
超適合拿來
下酒的啦！

消除便祕　養顏美容　提升免疫力

納豆＋鹹醃烏賊＋碎洋蔥

1人份 114kcal｜膳食纖維：3.5g｜鹽分：0.7g

材料與做法（1人份）

1　取適量洋蔥切末，並沖冷水5分鐘之後，瀝乾水分。

2　於一盒納豆上擺放1與適量的鹹醃烏賊。

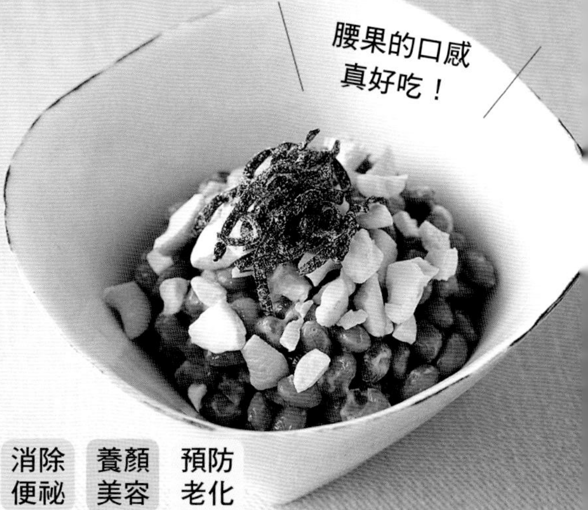
腰果的口感
真好吃！

消除便祕　養顏美容　預防老化

納豆＋鹽味昆布＋腰果

1人份 143kcal｜膳食纖維：4.2g｜鹽分：0.4g

材料與做法（1人份）

1　乾煎適量的腰果，並隨意搗成碎塊。

2　於一盒納豆上擺放1與適量的鹽味昆布（切絲）。

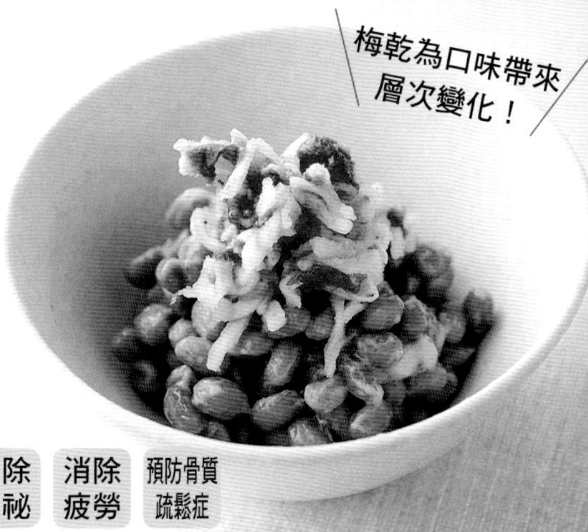
梅乾為口味帶來
層次變化！

消除便祕　消除疲勞　預防骨質疏鬆症

納豆＋梅乾＋蘿蔔乾絲

1人份 113kcal｜膳食纖維：4.0g｜鹽分：0.6g

材料與做法（1人份）

1　取適量的蘿蔔乾絲於水中揉洗，讓蘿蔔乾絲恢復硬度後，瀝去水分。

2　取適量的梅乾，將果肉大略切碎。

3　將1與2攪拌均勻後，擺於一盒納豆上。

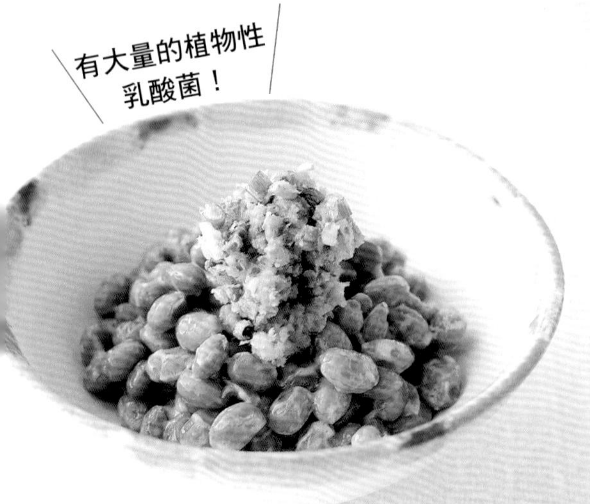
有大量的植物性
乳酸菌！

消除便祕　預防癌症　預防老化

納豆＋柴魚片＋蔥＋味噌

1人份 154kcal｜膳食纖維：4.5g｜鹽分：2.3g

材料與做法（1人份）

取柴魚片5g、味噌1大匙、蔥末2大匙攪拌均勻後，擺於一盒納豆上。

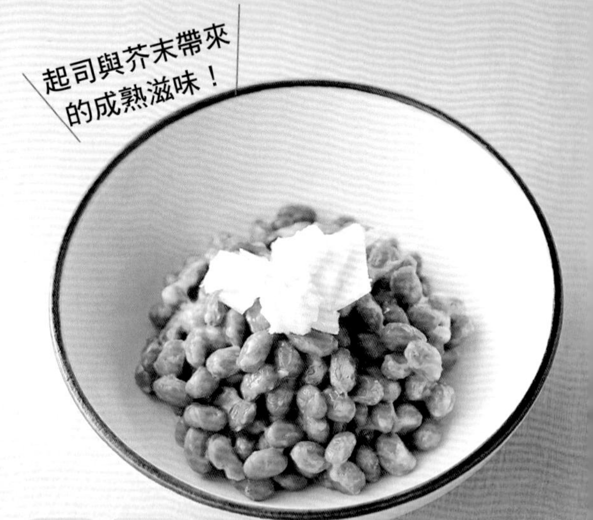
起司與芥末帶來
的成熟滋味！

消除便祕　消除疲勞　預防骨質疏鬆症

納豆＋帕瑪森乾酪＋芥末

1人份 112kcal｜膳食纖維：3.4g｜鹽分：0.2g

材料與做法（1人份）

1　取適量的帕瑪森乾酪弄碎成小塊狀。
2　於一盒納豆上擺放1與少許的芥末泥。

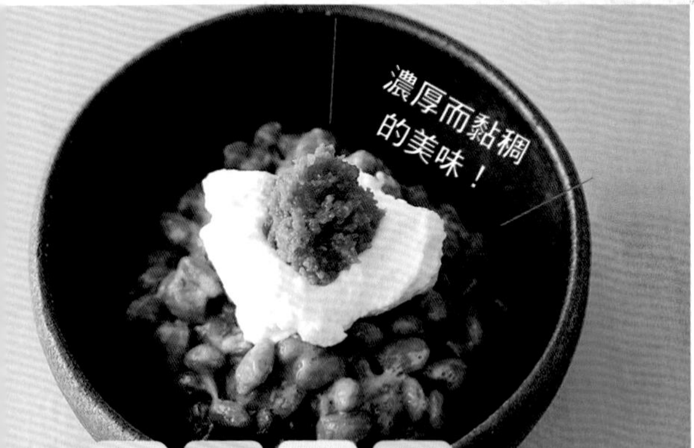
濃厚而黏稠
的美味！

消除便祕　養顏美容　預防老化　預防骨質疏鬆症

納豆＋去水優格

1人份 117kcal｜膳食纖維：3.4g｜鹽分：0.5g

材料與做法（1人份）

1　水切優格：取適量的優格。將篩網架於碗上，並鋪上紙巾，放入優格後於冰箱中冷藏20～30分鐘以去除水分。
2　於一盒納豆上擺放1與適量的鹽味海膽（瓶裝）。

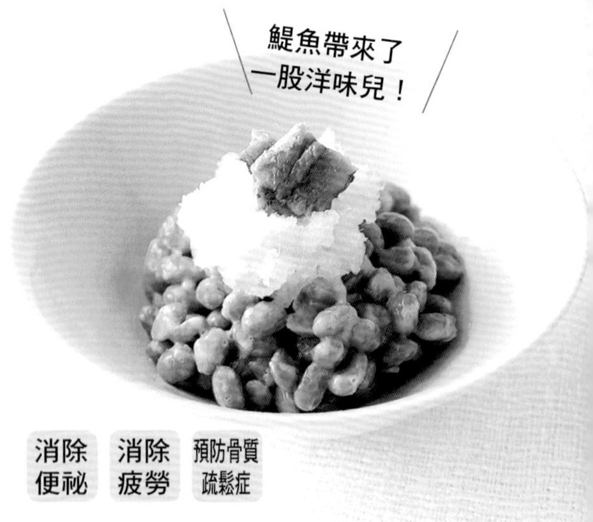
鯷魚帶來了
一股洋味兒！

消除便祕　消除疲勞　預防骨質疏鬆症

納豆＋蘿蔔泥＋鯷魚

1人份 107kcal｜膳食纖維：3.5g｜鹽分：0.1g

材料與做法（1人份）

1　取適量蘿蔔磨成泥，並去除水分。取適量鯷魚切塊。
2　於一盒納豆上擺放1。

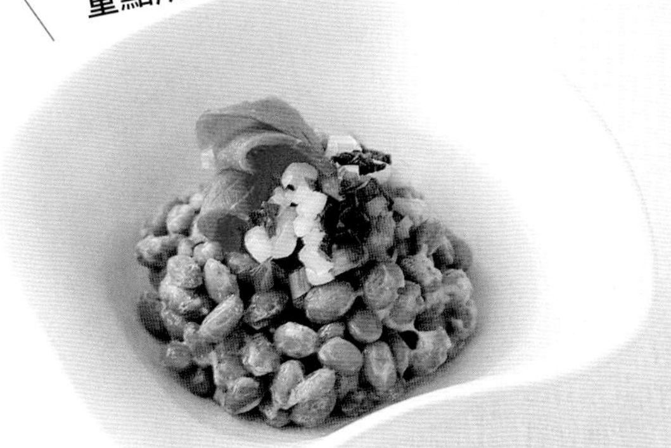
醃野澤菜的鹹味是
重點所在！

消除便祕　養顏美容　預防老化

納豆＋鮭魚＋醃野澤菜

1人份 119kcal｜膳食纖維：3.7g｜鹽分：0.7g

材料與做法（1人份）

1　取適量煙燻鮭魚切為小片。取適量醃野澤菜（日本芥菜）切絲，並與少量醬油拌勻。

2　於一盒納豆上擺放1。

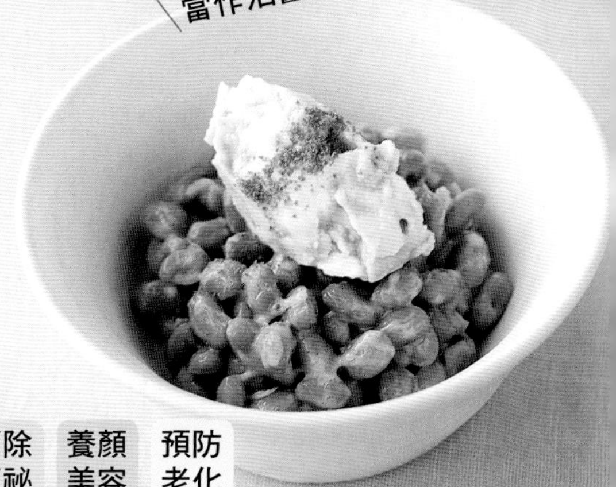
也建議用來
當作沾醬！

消除便祕　養顏美容　預防老化

納豆＋酪梨＋辣椒粉

1人份 138kcal｜膳食纖維：4.5g｜鹽分：0.3g

材料與做法（1人份）

1　取適量酪梨搗碎，並與少量的榨檸檬汁、鹽巴拌勻。

2　於一盒納豆上擺放1，並灑上少許辣椒粉。

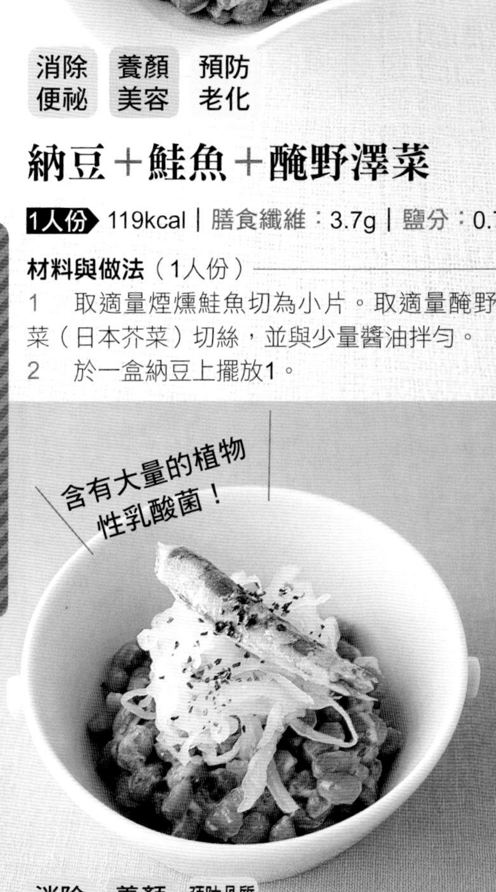
含有大量的植物
性乳酸菌！

消除便祕　養顏美容　預防骨質疏鬆症

納豆＋德國酸菜＋油沙丁魚

1人份 123kcal｜膳食纖維：3.7g｜鹽分：0.6g

材料與做法（1人份）

於一盒納豆上擺上適量的德國酸菜與油沙丁魚，並灑上少許的鹽巴與粗磨黑胡椒。

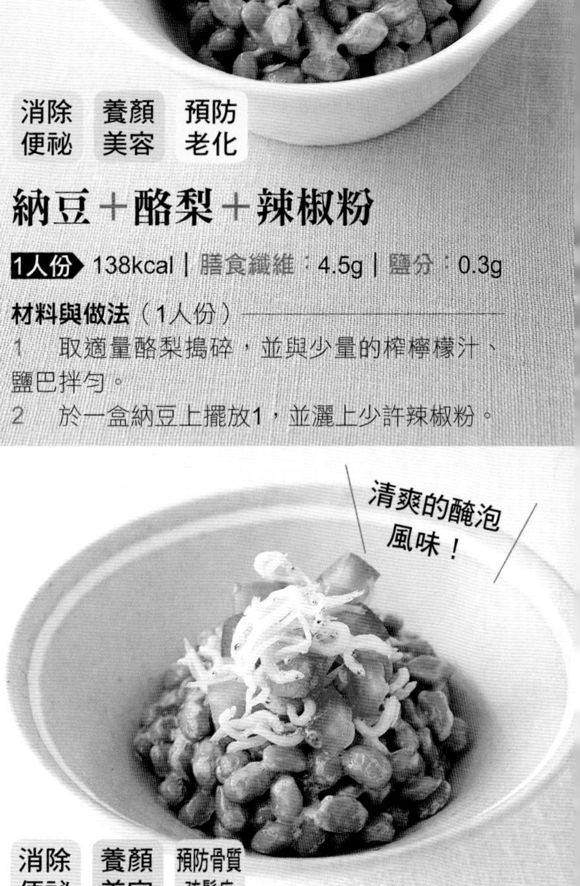
清爽的醃泡
風味！

消除便祕　養顏美容　預防骨質疏鬆症

納豆＋魩仔魚＋番茄＋橄欖油

1人份 119kcal｜膳食纖維：3.8g｜鹽分：0.2g

材料與做法（1人份）

1　取適量的番茄切為7～8mm的塊狀。

2　於一盒納豆上擺放適量的魩仔魚與1，並淋上少許的橄欖油。

納豆＋海藻

納豆再加上含有豐富膳食纖維的海藻，就完成了一道道令腸道歡欣鼓舞的佳餚囉！此組合還能讓腸道內的益菌增加，進而讓排便順暢，對消除便祕也起到了絕佳的功效。

natto+seaweed

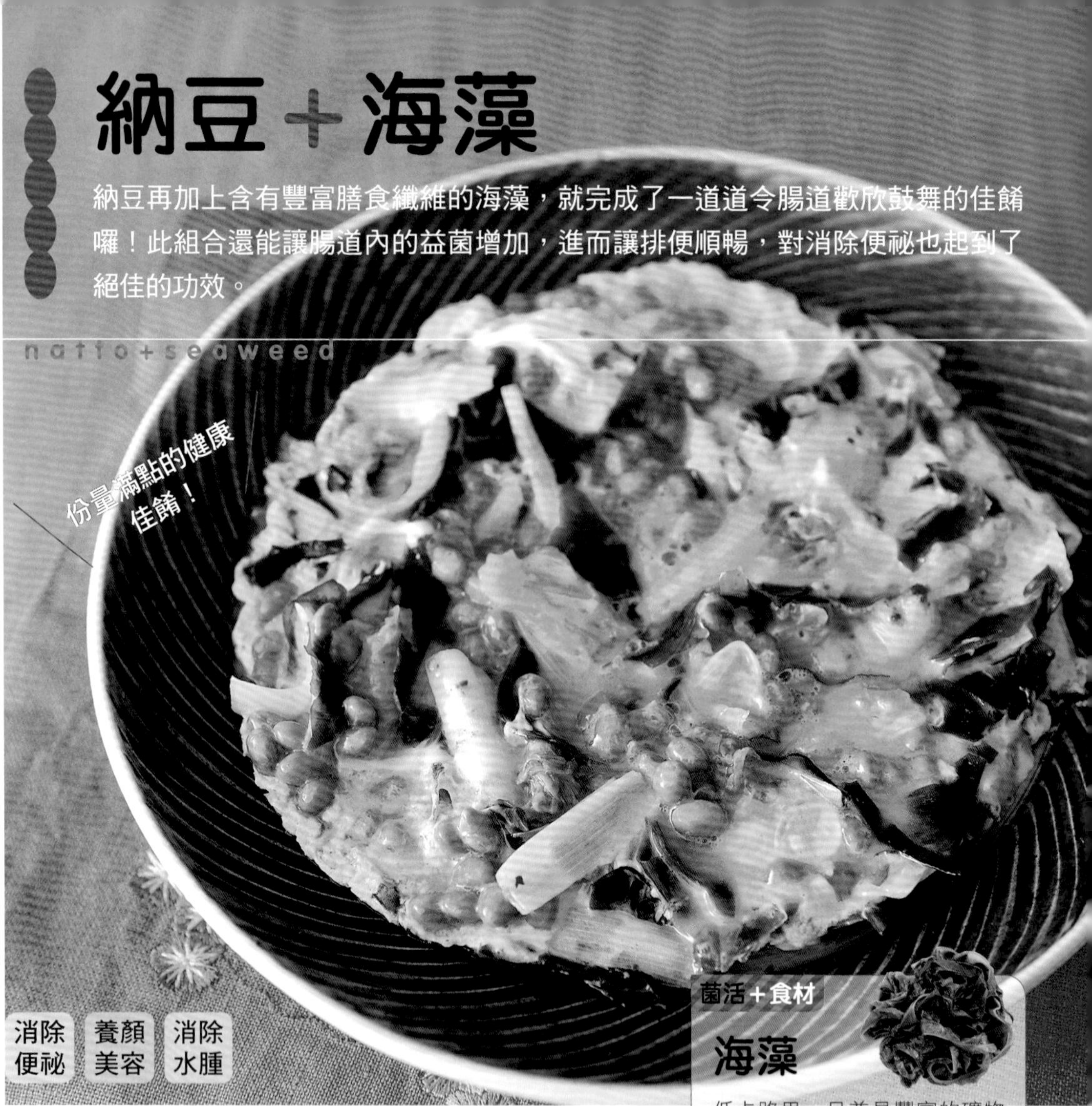
份量滿點的健康佳餚！
消除便祕
養顏美容
消除水腫

菌活＋食材

海藻

低卡路里，且兼具豐富的礦物質。同時也含有豐富的膳食纖維，遇水就會溶解為膠狀物，能幫助大便軟化。

滑蛋韓式泡菜納豆

1人份 288kcal｜膳食纖維：7.3g｜鹽分：3.0g

材料（2人份）

切好的海帶芽：5g
長蔥：1/2根（50g）
A［熱水：150ml
　 雞湯塊：1/4塊
鹽巴、胡椒：少許
白菜醃成的韓式泡菜：50g
納豆：1盒（45g）
雞蛋：2顆

做法

1　海帶芽泡水恢復原狀後，以水洗淨並瀝乾水分。將長蔥縱切為長3cm的4段。

2　將A放入鍋內，並以中火煮沸。再加入1煮2～3分鐘，藉此讓兩者的味道融合。最後以鹽巴、胡椒調味。

3　將韓式泡菜、納豆均勻倒入鍋內，並於鍋內湯汁再次煮沸時打入蛋汁，依個人喜好的熟度決定煮蛋時間。

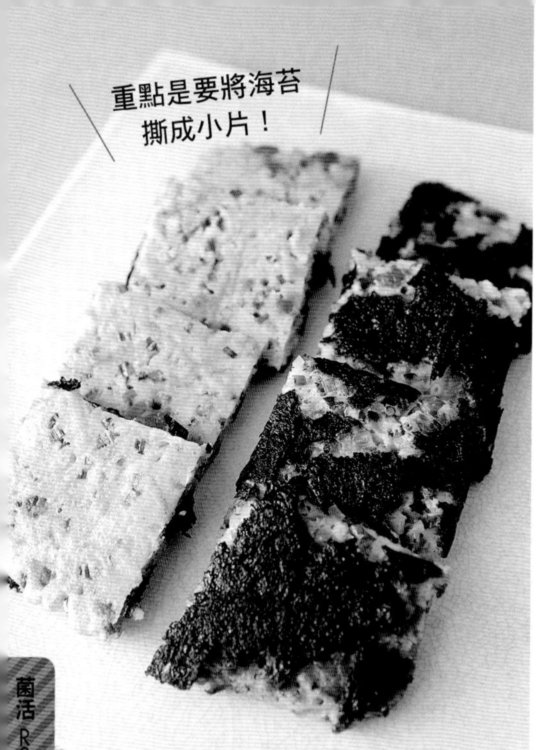
重點是要將海苔
撕成小片！

消除便祕　養顏美容　預防感冒

納豆海苔煎餅

1人份 222kcal｜膳食纖維：1.1g｜鹽分：0.4g

材料（2人份）

A
- 小麥粉：50g
- 雞蛋：1顆
- 水：100ml

胡蘿蔔：20g
蔥：50g
烤海苔：2片
納豆：1盒（45g）

B
- 鹽巴：少許
- 辣椒粉：少許

麻油：1/2大匙

做法

1　將A攪拌至呈平滑狀。
2　胡蘿蔔切絲，蔥切為蔥花。
3　海苔撕為小片。
4　於1當中加入納豆、2、B，並攪拌均勻。
5　將麻油放入平底鍋內，並以中火加熱後，倒入4。讓4平鋪於平底鍋內，並轉為小火，將3灑於4上，然後蓋上蓋子煎6至7分鐘。當表面乾燥時則翻面再煎2～3分鐘，直到兩面都呈金黃焦脆。
6　切為容易食用的大小，然後盛盤即可。

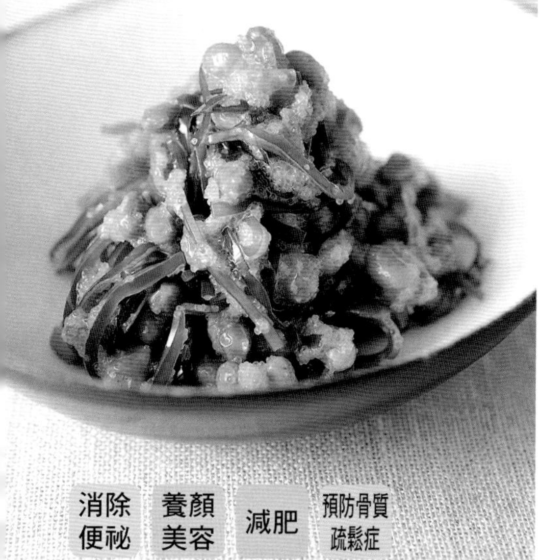
含有昆布以及明
太子的美味！

消除便祕　養顏美容　減肥　預防骨質疏鬆症

海帶絲涼拌納豆明太子

1人份 94kcal｜膳食纖維：3.1g｜鹽分：1.8g

材料（2人份）

生的昆布絲：80g
辣味明太子：40g
麻油：1小匙
納豆：1盒（45g）

A
- 鹽巴：少許
- 胡椒：少許
- 蒜泥：少許

做法

1　將昆布絲粗略切過，並煮一鍋滾水大致煮過一遍。之後以篩子撈起濾水並令其冷卻。
2　去除明太子的外皮。
3　將2放入碗內與麻油攪拌，再加入1、納豆涼拌，最後以A調味即可。

菌活MEMO

昆布絲：含有豐富的鈣質與碘，能幫助預防骨質疏鬆症，並具有消除壓力、養顏美容的功效。對減肥也相當有效。

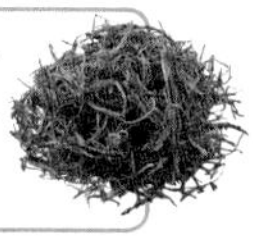

醋拌葡萄柚佐納豆與海藻

1人份 79kcal | 膳食纖維：2.2g | 鹽分：1.4g

柑橘類的酸味帶來
清爽口感！

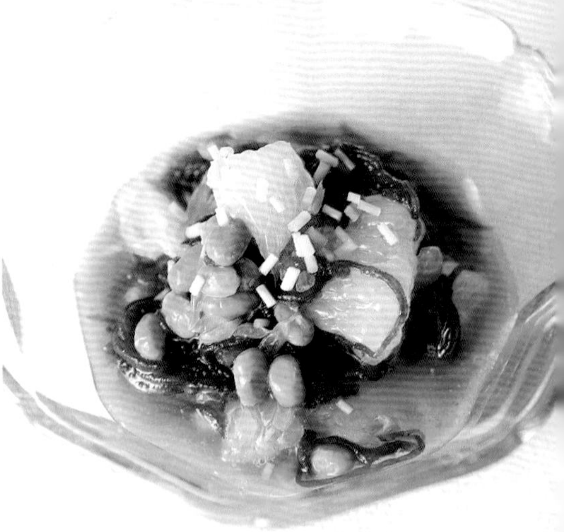

材料（2人份）

葡萄柚：80g

A
- 醋：2大匙
- 醬油：1大匙
- 高湯：2大匙
- 砂糖：1小匙
- 薑煮湯汁：1小匙

水雲海藻：50g
納豆：1盒（45g）
鴨兒芹的莖（切小段）：少許

做法

1　葡萄柚剝除白皮，並剝為一口可食的大小。
2　將A倒入較大的容器，並放入水雲海藻拌開。之後加入1和納豆攪拌均勻。
3　盛盤，並灑上鴨兒芹的莖段即可。

菌活MEMO

水雲海藻：含有大量的水溶性膳食纖維—褐藻醣膠，可以期待它發揮淨化血液、抑制血糖值提高、提升免疫力等健康效果。

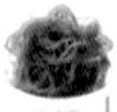

消除便祕　養顏美容　減肥　提升免疫力

納豆佐鹿尾菜涼拌沙拉

1人份 163kcal | 膳食纖維：3.9g | 鹽分：1.4g

黏糊糊的美乃滋沙拉
讓人一吃就上癮！

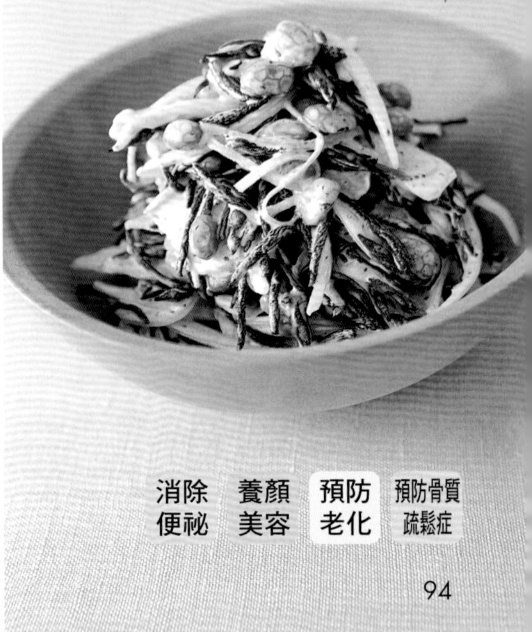

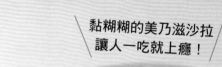

材料（2人份）

鹿尾菜（乾燥）：8g

A
- 鹽巴：少許
- 醋：2小匙

洋蔥：25g
芹菜：20g
胡蘿蔔：20g
鹽巴、胡椒：少許
納豆：1盒（45g）
醬油：1小匙
美乃滋：2大匙

做法

1　鹿尾菜泡水以恢復原狀。略為清洗並瀝乾水分並以熱水煮熟。然後瀝乾熱水，以A調味並放至冷卻。
2　洋蔥切為薄片，芹菜斜切為薄片，胡蘿蔔切絲。再用冷水沖洗來帶出脆脆的口感，並在瀝乾水分之後以鹽巴、胡椒提味。
3　將醬油倒入納豆中並攪拌均勻。
4　將1、2、3倒在一起，並以美乃滋涼拌即可。

消除便祕　養顏美容　預防老化　預防骨質疏鬆症

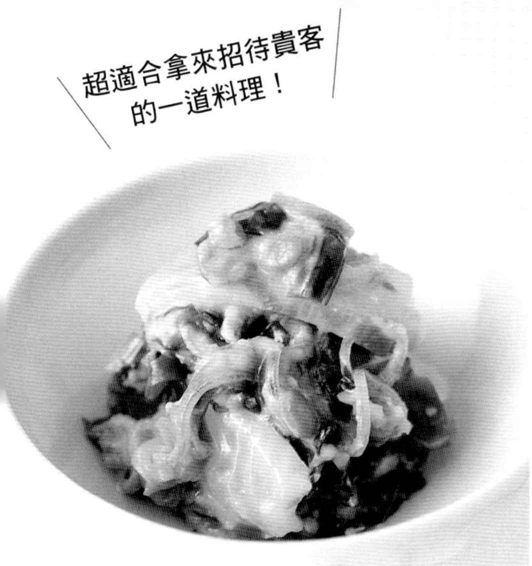
超適合拿來招待貴客
的一道料理！

醋味噌拌海帶芽納豆鯛魚

1人份 164kcal｜膳食纖維：3.3g｜鹽分：2.7g

材料（2人份）

納豆：1盒（45g）
味噌：2大匙
甘麴：1大匙
醋：1又1/2大匙
切好的海帶芽：3g
鯛魚片（生魚片等級）：100g
日本茗荷：2顆

做法

1　將納豆放入磨缽內大略搗碎。並將味噌、甘麴、醋依序加入磨缽中拌勻。

2　海帶芽泡水恢復原狀，並於水洗後瀝乾水分。將鯛魚片切為4～5mm的厚片狀。將日本茗荷切為小小的薄片狀，並沖冷水3分鐘後瀝乾水分。

3　於容器內放入2與1進行涼拌的動作即可。

菌活MEMO

海帶芽：含有豐富的碘、鉀、鈣。且含有豐富的水溶性膳食纖維—海藻酸，能促進排便順暢。

消除便祕　養顏美容　消除疲勞

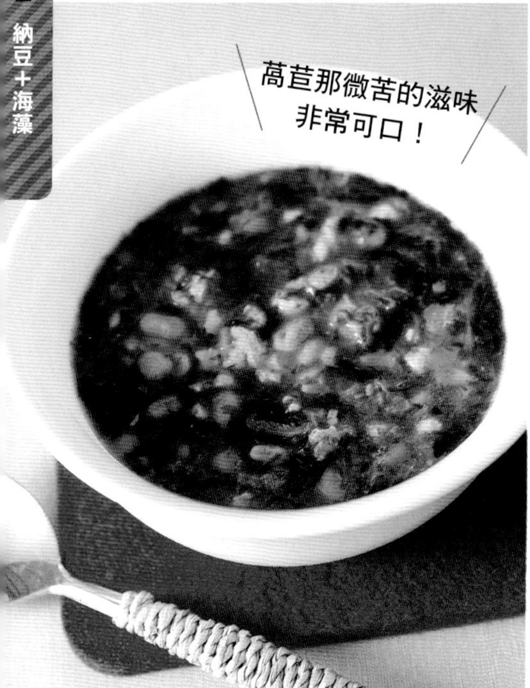
萵苣那微苦的滋味
非常可口！

納豆佐肉末海苔之萵苣湯

1人份 156kcal｜膳食纖維：3.5g｜鹽分：0.7g

材料（2人份）

萵苣：50g
烤海苔：2片
麻油：1小匙
大蒜（切末）：1/2片
豬絞肉：70g
納豆：1盒（45g）
A［熱水：300ml
　 雞湯塊：1/4塊
鹽巴、胡椒：少許

做法

1　萵苣以中心點為基準切絲。

2　海苔撕成小片。

3　於鍋內放入麻油、大蒜並以中火加熱，然後放入豬絞肉拌炒。將豬絞肉炒碎後再加入1來拌炒，當呈現鮮豔的顏色時，就可以加入納豆稍稍拌炒。

4　加入A煮沸之後，撒上鹽巴、胡椒調味，並加入2再稍微煮一下就可以盛盤了。

消除便祕　養顏美容　預防骨質疏鬆症

納豆＋根菜類

根菜類是含有豐富膳食纖維的食材，若是與納豆一起食用，就能夠攝取充足的膳食纖維。讓我們將納豆與牛蒡、蓮藕、胡蘿蔔做搭配，並且大快朵頤吧。

natto+root vegetables

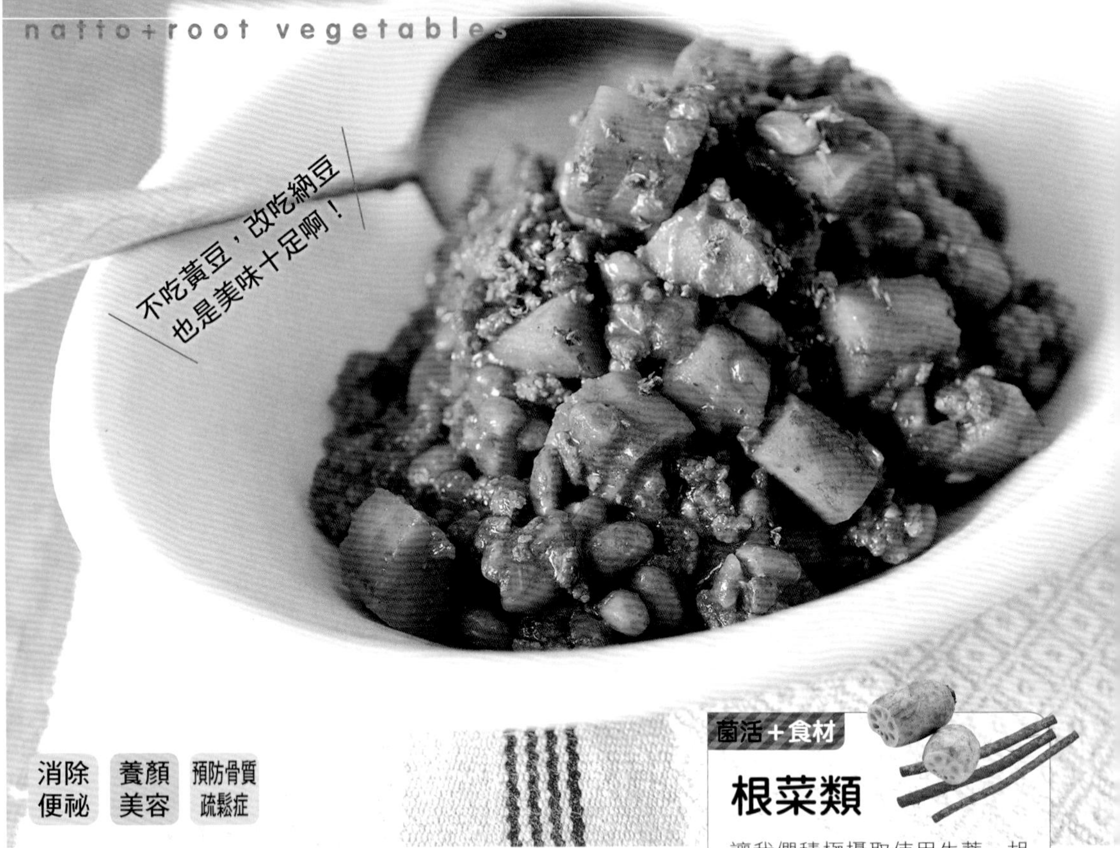

消除便祕｜養顏美容｜預防骨質疏鬆症

菌活＋食材

根菜類

讓我們積極攝取使用牛蒡、胡蘿蔔、蓮藕、蘿蔔、山藥等富含膳食纖維的根菜類烹煮而成的菜餚吧。

牛蒡納豆辣醬湯

1人份 325kcal｜膳食纖維：8.4g｜鹽分：0.9g

材料（2人份）

- 牛蒡：150g
- 橄欖油：1/2大匙
- 大蒜（切末）：1/2片
- 牛絞肉：100g
- 洋蔥（切末）：50g
- 納豆：2盒（90g）
- 荷蘭芹（切末）：少許

A
- 辣椒粉：1大匙
- 胡椒粉、荳蔻：少許
- 月桂葉：1/2片

B
- 熱水：250ml
- 番茄泥：60ml
- 醬油：1/2大匙
- 砂糖：1/2小匙

做法

1　牛蒡去皮後切為厚2cm的4片。

2　將橄欖油放入平底鍋內並以中火加熱，然後放入大蒜、牛絞肉、洋蔥拌炒。炒熟後加入1拌炒，再依序加入A和B。煮15分鐘讓牛蒡確實軟化，途中需不時做攪拌的動作。

3　加入納豆，並煮到鍋內幾乎沒有湯汁為止。盛盤，並灑上荷蘭芹即可。

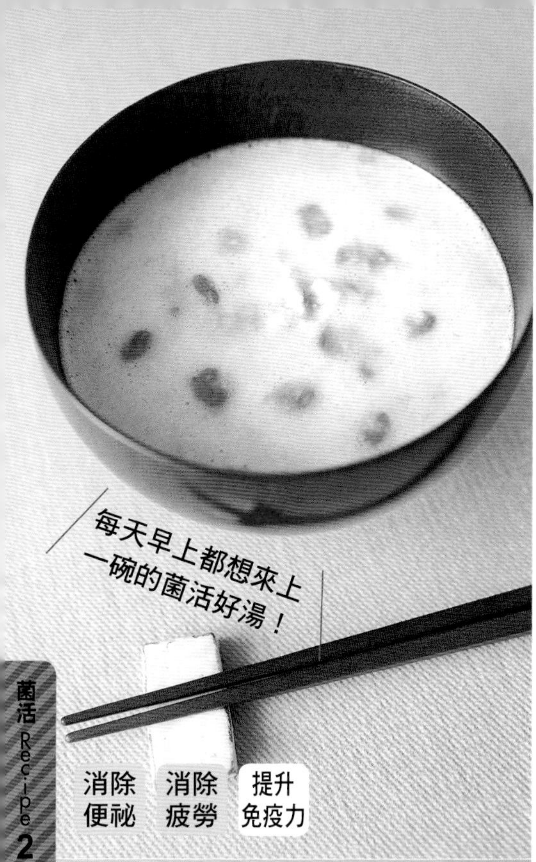
每天早上都想來上一碗的菌活好湯！
消除便祕
消除疲勞
提升免疫力

山藥納豆湯

1人份 113kcal｜膳食纖維：2.8g｜鹽分：0.9g

材料（2人份）

高湯：200ml　山藥：120g
鹽巴：1/4小匙　納豆：1盒（45g）
醬油：少許　芥末泥：少許

做法

1　熱高湯，並加入鹽巴、醬油調味，然後放冷。

2　山藥去皮並泡在份量外的醋水20分鐘。之後用水將黏液沖掉。擦乾水分之後搗泥。

3　於磨缽中放入納豆並搗碎。加入2搗在一起，之後加入1來調整濃度。

4　將3盛盤，並以芥末泥作點綴即可。

菌活MEMO

山藥：其獨特的黏稠成分是名為黏蛋白、精胺酸的水溶性膳食纖維。能有效滋養強壯、消除疲勞。

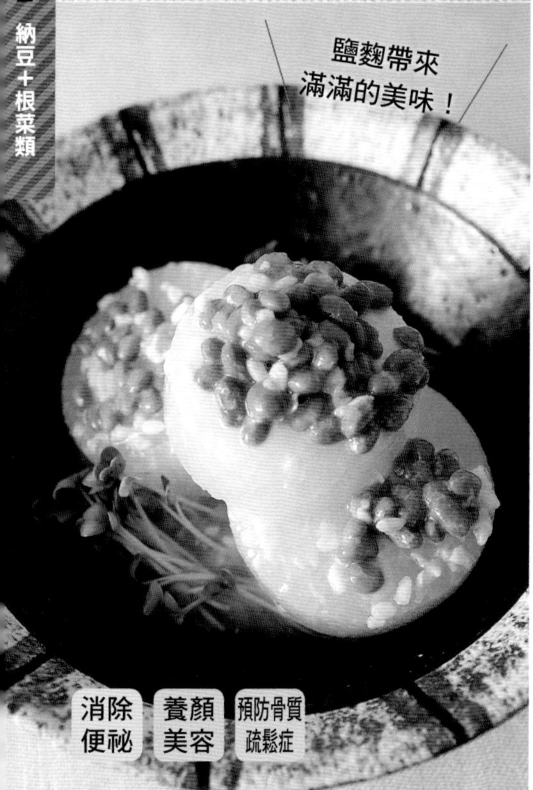
鹽麴帶來滿滿的美味！
消除便祕
養顏美容
預防骨質疏鬆症

鹽麴煮蘿蔔與納豆

1人份 92kcal｜膳食纖維：4.5g｜鹽分：0.9g

材料（2人份）

蘿蔔：400g（8cm）　鹽麴：1大匙
A［水：250ml　昆布（5×5cm）：1片］　納豆：1盒（45g）
蘿蔔苗：少許

做法

1　蘿蔔切為2cm的圓形厚片。

2　將A倒入鍋內並靜置20分鐘。待昆布恢復原貌之後，開中火並加入鹽麴。加入1並煮至沸騰，然後稍微轉小火，並蓋上蓋子悶煮20分鐘左右。

3　當蘿蔔已經煮好約八成時，加入納豆並煮10分鐘左右令其入味。

4　將3盛盤，並以蘿蔔苗做點綴。

菌活MEMO

蘿蔔：蘿蔔當中含有豐富的維生素C，但是耐熱性較弱。若是能將蘿蔔煮爛，就能夠幫助消化。

味噌拌納豆與煮芋頭

1人份 191kcal｜膳食纖維：5.3g｜鹽分：1.7g

材料（2人份）

芋頭：200g（6顆）
納豆：1盒（45g）
熟白芝麻：2大匙
味噌：1又1/2大匙
砂糖：1大匙
綠海苔：少許

做法

1　芋頭連皮煮軟。
2　於磨缽內放入納豆搗碎，並加入芝麻、味噌、砂糖搗碎拌勻。
3　瀝乾1的熱水，當芋頭的餘熱散盡剝皮並對半切開。再加入2涼拌。
4　將3盛盤，並灑上綠海苔即可。

菌活MEMO

芋頭：含有獨特的黏蛋白、聚半乳糖等黏稠成分，另含有豐富的膳食纖維，因此是消除便祕的最佳食材。

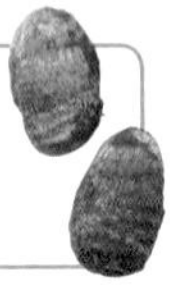

濃稠醇厚的美味！

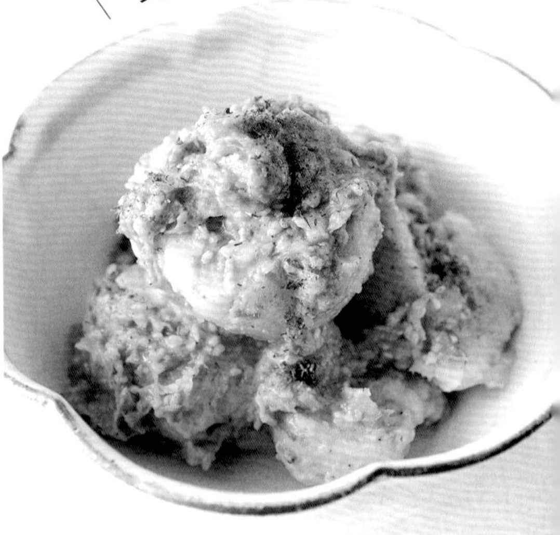

消除便祕　養顏美容　預防癌症

奶油蓮藕納豆沙拉

1人份 200kcal｜膳食纖維：2.5g｜鹽分：0.8g

材料（2人份）

低脂優格：100g
蓮藕：100g
鮭魚罐頭：1小罐（90g）
納豆：1盒（45g）
A　檸檬汁：2小匙
　　橄欖油：1小匙
　　鹽巴、胡椒：各少許
辣椒粉：少許

做法

1　製作水切優格，將篩網架於碗上，並鋪上濾紙，放上優格後於冰箱中冷藏20～30分鐘。
2　蓮藕切為長2～3cm的段狀，再從中間縱切開來，接著縱切為5～6mm的大小。熱水煮滾後放入蓮藕，煮至變色就以篩子撈起。
3　瀝乾鮭魚罐頭的湯汁後，加入1，並加入A、納豆攪拌均勻，最後與2涼拌。
4　將3盛盤，並灑上辣椒粉即可。

入口清脆，且帶有奶香！

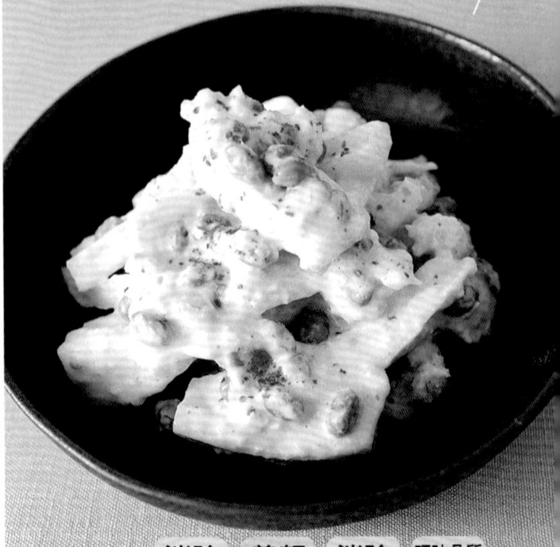

消除便祕　養顏美容　消除疲勞　預防骨質疏鬆症

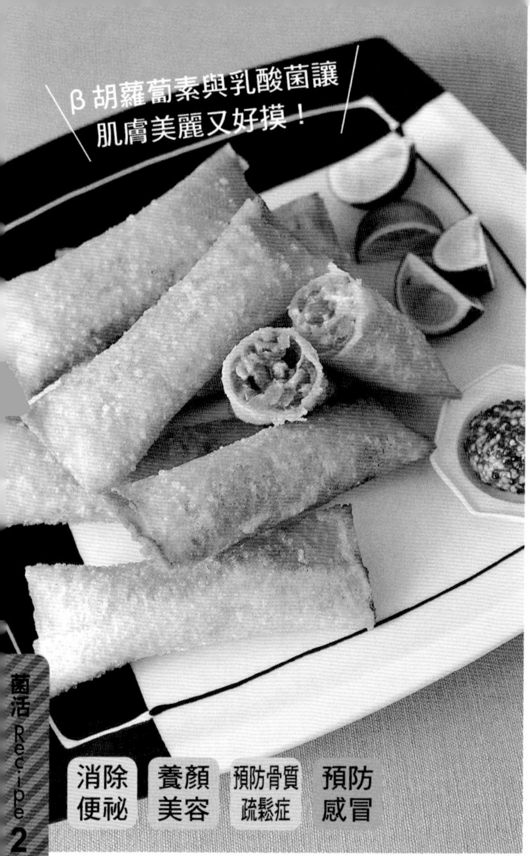
β胡蘿蔔素與乳酸菌讓
肌膚美麗又好摸！
消除便秘
養顏美容
預防骨質疏鬆症
預防感冒

胡蘿蔔優格納豆春捲

1人份 337kcal｜膳食纖維：3.2g｜鹽分：1.2g

材料（2人份）

低脂優格：100g
胡蘿蔔：80g
橄欖油：1/2大匙
鹽巴、胡椒：各少許
納豆：1盒（45g）
醬油：1/2大匙
春捲皮：4片
小麥粉：少量
油炸用油（橄欖油）：適量
黃色顆粒芥末醬：少量
酢橘（切為梳子片狀）：1顆

做法

1　製作水切優格，將篩網架於碗上並鋪上濾紙，放上優格後於冰箱中冷藏20～30分鐘。
2　胡蘿蔔切絲，並以橄欖油炒軟，然後以鹽巴、胡椒調味後靜置放冷。
3　於容器內放入1、2、納豆、醬油，並攪拌均勻。
4　春捲皮對半切開。縱向平鋪，並於兩端以及對邊塗上小麥粉水，於靠近自己處擺上3的1/8量後，由下向上捲，捲好後將兩端的開口確實捏緊。
5　將油炸用油加熱至180°C，放入4油炸至外皮酥脆。起鍋並瀝乾油分之後，盛盤並配上黃色顆粒芥末醬與酢橘即可。

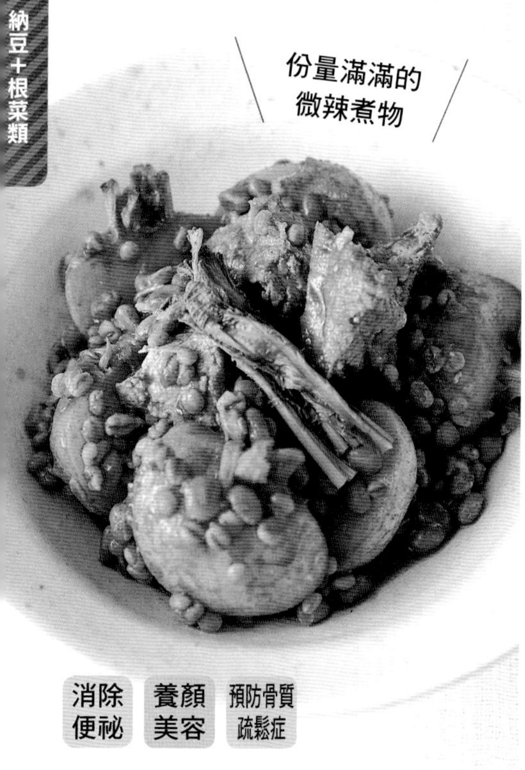
份量滿滿的
微辣煮物
消除便秘
養顏美容
預防骨質疏鬆症

韓式大頭菜佐油豆腐納豆煮物

1人份 216kcal｜膳食纖維：4.4g｜鹽分：0.8g

材料（2人份）

大頭菜：2顆（250g）
油豆腐：120g
A
- 高湯：250ml
- 醬油麴、味醂、辣椒粉：各1大匙
- 大蒜（切末）：1/2片
- 長蔥（切末）：10cm

納豆：2盒（90g）
大頭菜葉：少許

做法

1　將大頭菜的葉片連著1～2cm的莖一同切除，然後對半切開。水煮油豆腐，藉此去油，然後切為一口的大小。
2　於鍋內放入A，並以中火加熱。加入1煮至沸騰之後，轉小火再煮7～8分鐘。再加入納豆煮5～6分鐘，藉此將納豆煮軟。盛盤，並以煮過的大頭菜葉點綴即可。

納豆＋其他蔬菜

若是將納豆與其他含有豐富植物性化合物與維生素的蔬菜做搭配，就能夠完成一道道令腸道感到不勝之喜的美味佳餚囉！每天享用這些菜餚，藉此整頓腸道環境，並增加腸道內的益菌吧！

natto+other vegetables

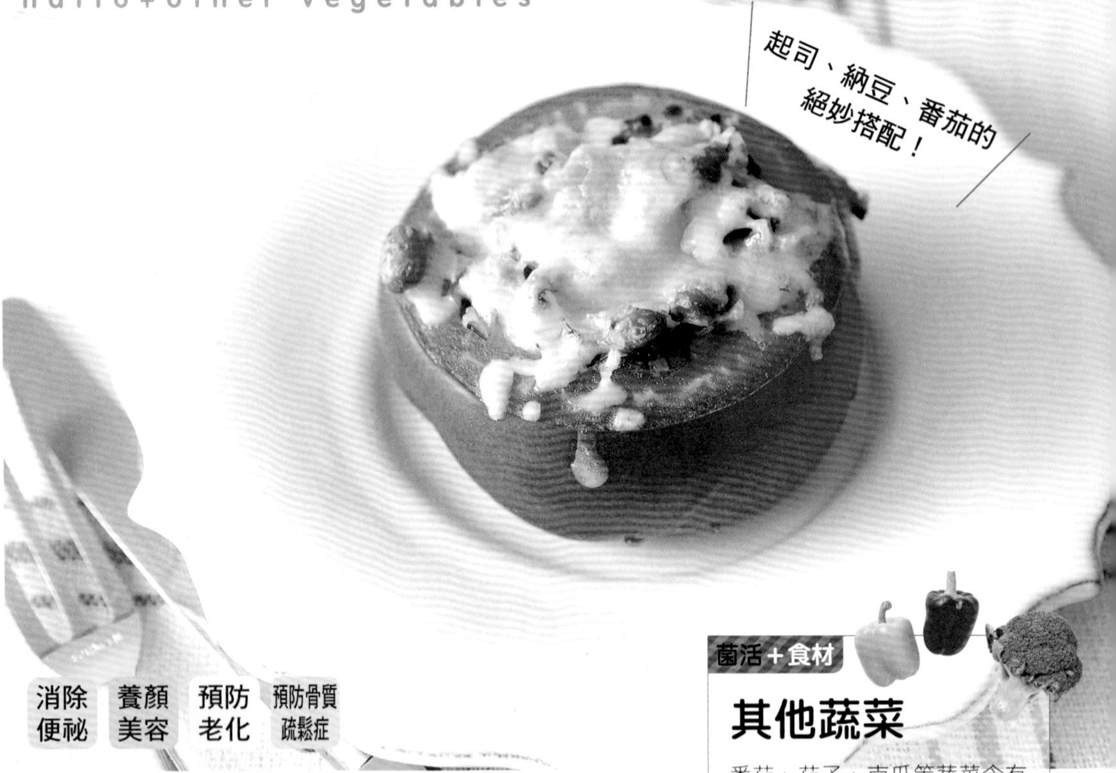

消除便祕 | 養顏美容 | 預防老化 | 預防骨質疏鬆症

菌活＋食材

其他蔬菜

番茄、茄子、南瓜等蔬菜含有豐富的植物性化合物、維生素、礦物質，能夠幫助改善腸道環境。

焗烤納豆番茄杯

1人份 132kcal｜膳食纖維：3.9g｜鹽分：1.0g

材料（2人份）

韭菜：20g
納豆：1盒（45g）
比薩用起司：20g
醬油麴：1大匙
番茄：4小顆（400g）

做法

1　韭菜切成碎花。
2　將納豆、起司、醬油麴與1拌在一塊。
3　取番茄，將蒂頭的相反側切掉1.5cm，並挖空茄肉製作番茄杯。
4　切下來的番茄再切成7～8mm的丁狀，與2拌在一塊。
5　將所有番茄杯以竹籤串起，並填入4。然後放入預熱至200°C的烤箱內，烘烤7～8分鐘直到表皮酥脆即可。

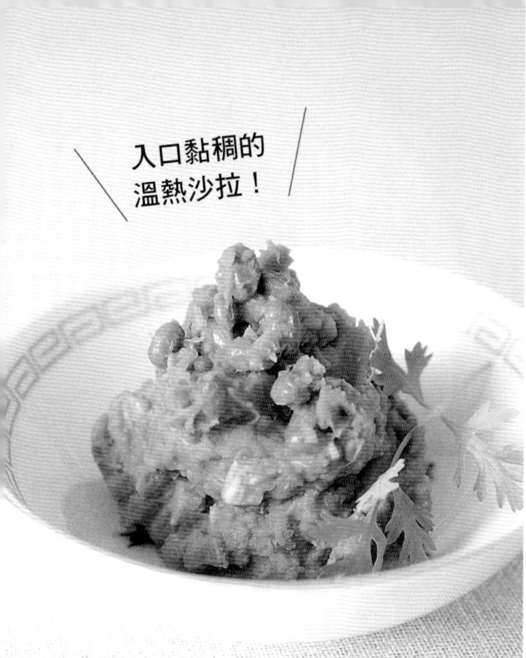
入口黏稠的
溫熱沙拉！
消除便祕
養顏美容
預防老化

中華風納豆南瓜沙拉

1人份 176kcal｜膳食纖維：3.9g｜鹽分：0.6g

材料（2人份）

南瓜：150g
洋蔥：25g
烤豬肉：50g
納豆：1盒（45g）
香菜：少許

A
- 黑醋：2大匙
- 胡椒：少許
- 麻油：1小匙

做法

1　南瓜去皮並切為一口的大小。放入熱水中煮軟，瀝乾水分後略為搗碎。
2　洋蔥切末，泡冷水5分鐘後瀝乾水分。將烤豬肉切為小碎塊。
3　將1放冷後加入納豆、2、A，並攪拌均勻。
4　將3盛盤，以香菜裝飾即可。

菌活MEMO

南瓜：含有豐富的β-胡蘿蔔素與維生素B群、維生素E等等，是一種綠黃色蔬菜。南瓜具有優秀的抗氧化作用，因此請積極地攝取此種蔬菜。

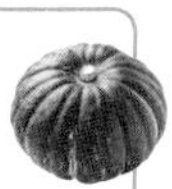

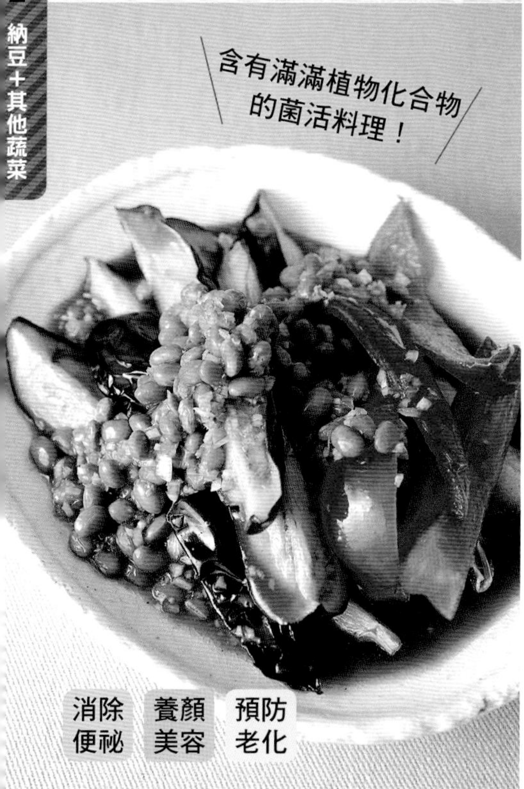
含有滿滿植物化合物
的菌活料理！
消除便祕
養顏美容
預防老化

混合醋拌納豆炸茄子佐紅椒

1人份 192kcal｜膳食纖維：3.5g｜鹽分：2.0g

材料（2人份）

A
- 大蒜（切末）：1/2片
- 長蔥（切末）：10cm
- 薑（切末）：1片

B
- 醋：2大匙
- 酒：2大匙
- 醬油：2大匙
- 砂糖：2小匙

納豆：1盒（45g）
茄子：100g
紅椒：50g
油炸用油：適量

做法

1　將A、B放入調理皿中攪拌均勻，並加入納豆。
2　茄子縱切為6等分。紅椒則隨意切。
3　將油炸用油加熱至170～180°C，放入2並炸至酥脆。最後瀝乾油分並趁熱加入1即可。

納豆通心粉沙拉

1人份 327kcal｜膳食纖維：3.9g｜鹽分：1.3g

材料（2人份）

綠花椰菜：30g
通心粉（乾燥）：30g
A 鹽巴：少許
A 胡椒：少許
A 醋：1小匙
酪梨：50g
榨檸檬汁：1小匙
煙燻鮭魚：30g
納豆：1盒（45g）
美乃滋：3大匙

做法

1　將綠花椰菜分為小株。
2　於鍋內煮水，並將通心粉放入煮熟。在煮熟的1～2分鐘前放入1，一起煮熟，然後以篩子撈起瀝乾水分。趁熱以A調味後，靜置冷卻。
3　大致將酪梨搗碎後，與榨檸檬汁攪拌均勻。然後將煙燻鮭魚切為一口大小。
4　於容器內放入2、3，並加入納豆、美乃滋涼拌即可。

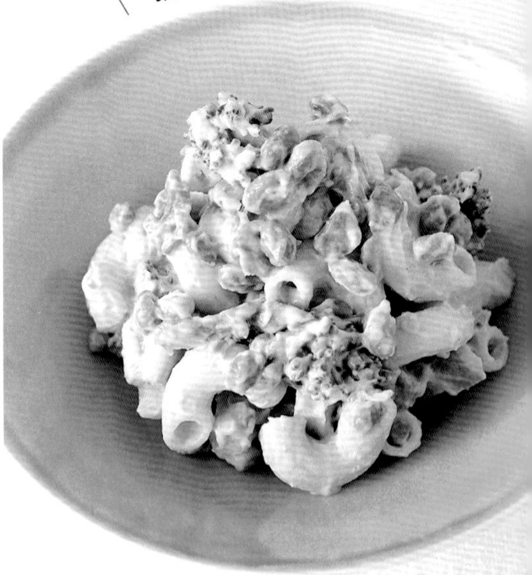
酪梨、綠花椰菜的
抗氧化能量！

消除便祕　養顏美容　預防老化　預防癌症

微辣蠔油煮納豆芹菜豬絞肉

1人份 203kcal｜膳食纖維：2.7g｜鹽分：0.9g

材料（2人份）

芹菜：150g
麻油：1/2大匙
大蒜（切末）：1/2片
豬絞肉：100g
納豆：1盒（45g）
豆瓣醬：1/4小匙
A 熱水：150ml
A 鹽巴：少許
A 胡椒：少許
A 砂糖：1/4小匙
A 蠔油：1/2小匙

做法

1　去除芹菜的粗莖，切為長4cm，厚1cm的大小。
2　於鍋內放入油並以中火加熱，然後放入大蒜、豬絞肉拌炒。炒至微焦後加入納豆、豆瓣醬拌炒，入味後加入1稍微拌炒。
3　將A依序加入，且不時攪拌，煮到鍋內湯汁收乾為止。

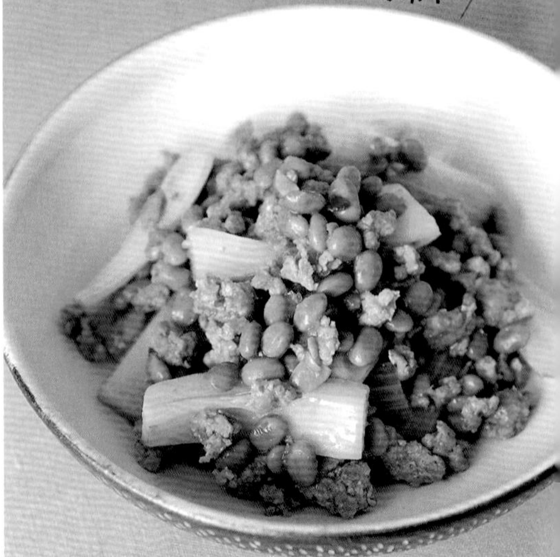
淋在糙米飯上面也
是無比美味！

消除便祕　養顏美容　提升免疫力

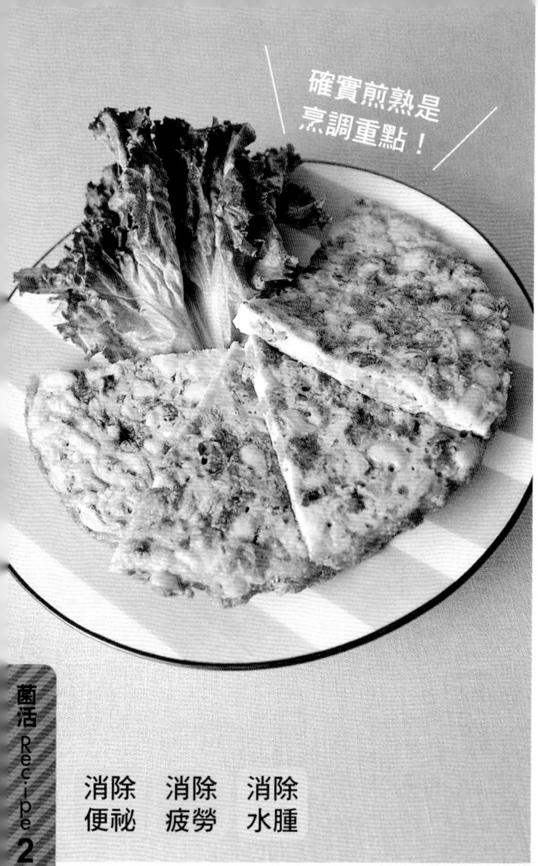
確實煎熟是
烹調重點！
消除
便祕
消除
疲勞
消除
水腫

雙豆芥菜薄蛋燒

1人份 204kcal｜膳食纖維：2.8g｜鹽分：0.8g

材料（2人份）

毛豆（連豆莢）：100g
醃芥菜：20g
雞蛋：2顆
納豆：1盒（45g）
胡椒：少許
麻油：1大匙
紅葉萵苣：少量

做法

1　毛豆下水煮熟後，取出豆子。將芥菜切末。
2　打蛋，並放入納豆、1、胡椒拌勻。
3　於平底鍋內倒入麻油並以中火加熱，之後倒入2，並煎至焦脆。
4　將3切好並盛盤，再以紅葉萵苣點綴即可。

菌活MEMO

毛豆：含有豐富的優良蛋白質、維生素B_1、膳食纖維。另外也含有β胡蘿蔔素與維生素C。

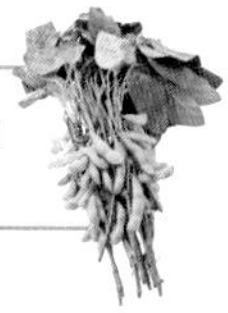

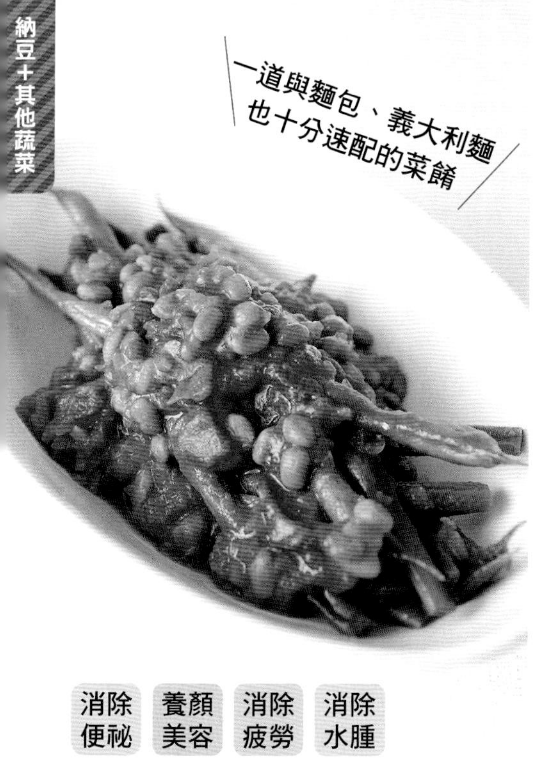
一道與麵包、義大利麵
也十分速配的菜餚
消除
便祕
養顏
美容
消除
疲勞
消除
水腫

雙豆煮番茄

1人份 107kcal｜膳食纖維：3.8g｜鹽分：0.7g

材料（2人份）

四季豆：100g
洋蔥：50g
大蒜：1/2顆
橄欖油：1/2大匙
納豆：1盒（45g）

A
- 鹽巴：少許
- 熱水：150ml
- 月桂葉：1/2片
- 番茄罐頭（丁狀）：100g

做法

1　四季豆切掉蒂頭，稍微水煮。
2　洋蔥、大蒜切末。
3　於平底鍋內倒入橄欖油並以中火加熱，將2炒軟之後加入1、納豆拌炒，再加入A並煮至鍋內湯汁收乾，四季豆則煮至軟爛，過程中需不時做攪拌的動作。

菌活MEMO

番茄：含有大量的茄紅素與維生素C，具強大的抗氧化作用，因此能夠保持腸道環境清潔。

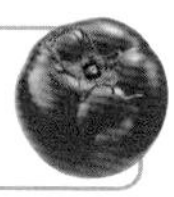

蘆筍納豆起司燒

1人份 121kcal｜膳食纖維：2.4g｜鹽分：0.2g

材料（2人份）

綠蘆筍：100g　　橄欖油：2小匙

帕瑪森乾酪：10g　　碎納豆：1盒

粗磨黑胡椒：少許

做法

1　綠蘆筍切為4～5cm的段狀。起司切薄片。

2　於耐熱容器裡塗上1匙橄欖油，並放入1的蘆筍。之後擺上納豆，並撒上起司、粗磨黑胡椒，最後淋上剩下的橄欖油。

3　放入預熱至200°C的烤箱烘烤7～8分鐘，直到起司融化為止。

菌活MEMO

綠蘆筍：含有豐富的β-胡蘿蔔素與維生素C、維生素E。具有優異的抗氧化作用，能夠幫助整頓腸道環境，並增加腸道內益菌。

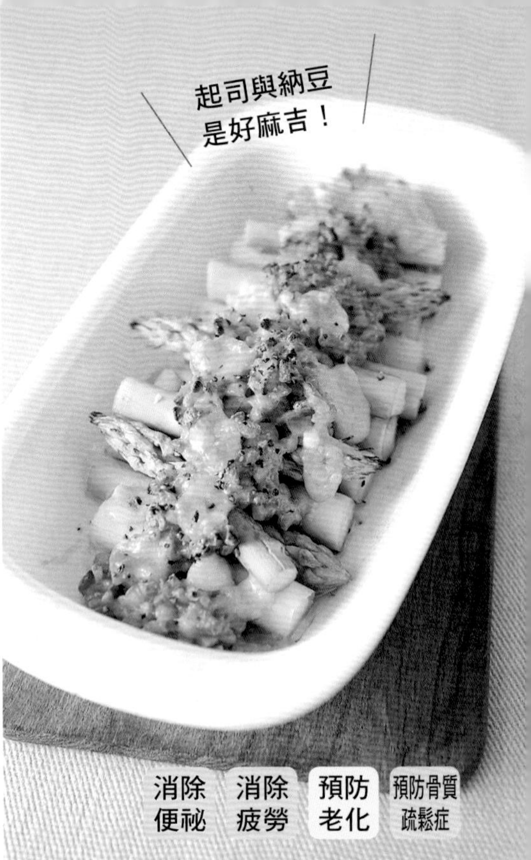
起司與納豆
是好麻吉！
消除
便秘
消除
疲勞
預防
老化
預防骨質
疏鬆症

酸奶油煮長蔥納豆

1人份 265kcal｜膳食纖維：3.7g｜鹽分：0.4g

材料（2人份）

長蔥：200g　　酸奶油：100g

A
- 高湯：150ml
- 醬油：1/2小匙
- 月桂葉：1/2片
- 百里香：少許

納豆：1盒（45g）

做法

1　將長蔥切為4cm長的段狀。

2　將A放入鍋內並開中火燉煮。煮沸後放入1並蓋上蓋子，悶煮15～20分鐘直到長蔥軟化。

3　加入酸奶油、納豆攪拌均勻即可。

菌活MEMO

長蔥：含有豐富的維生素B_1，能夠幫助代謝。另外其中的辣味成分——二烯丙硫醚能夠淨化血液，並且降低血糖值。

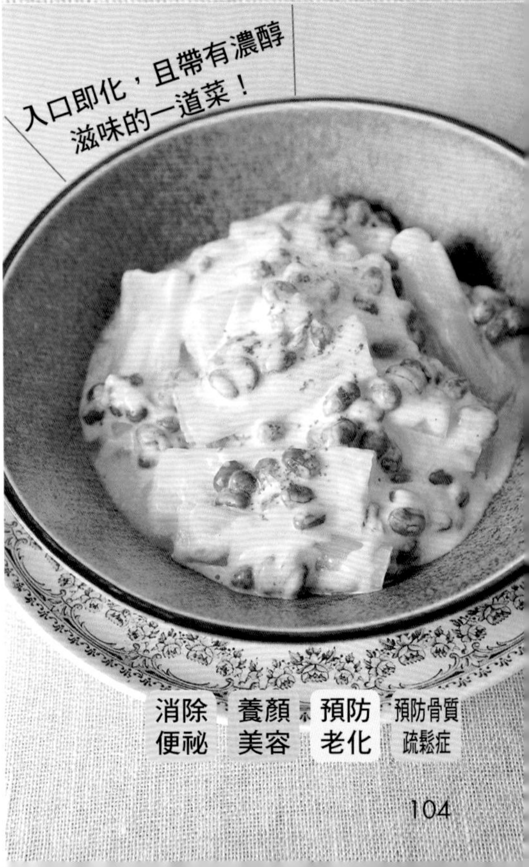
入口即化，且帶有濃醇
滋味的一道菜！
消除
便秘
養顏
美容
預防
老化
預防骨質
疏鬆症

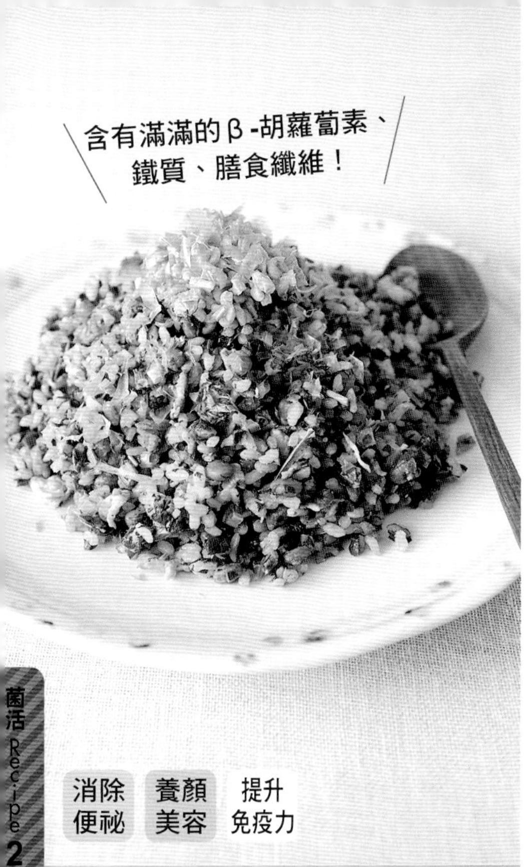
含有滿滿的β-胡蘿蔔素、
鐵質、膳食纖維！
消除便祕
養顏美容
提升免疫力

納豆菠菜糙米蛋炒飯

1人份 503kcal｜膳食纖維：7.9g｜鹽分：1.5g

材料（2人份）

長蔥：20cm
菠菜：150g
麻油：1大匙
納豆：2盒（90g）
醬油：1大匙
雞蛋：2顆
糙米：300g
胡椒、柴魚片：各少許

做法

1 長蔥縱切為4等分，再切為厚5mm的蔥花。
2 菠菜由莖處開始切絲，菠菜葉則切末。
3 於平底鍋內倒入麻油以中火加熱，並加入1、納豆拌炒，炒至微焦時則倒入醬油拌炒，並倒入打好的蛋汁、糙米飯拌炒。
4 炒至金黃微焦則加入2拌炒，並灑上胡椒。最後盛盤並擺上柴魚片即可。

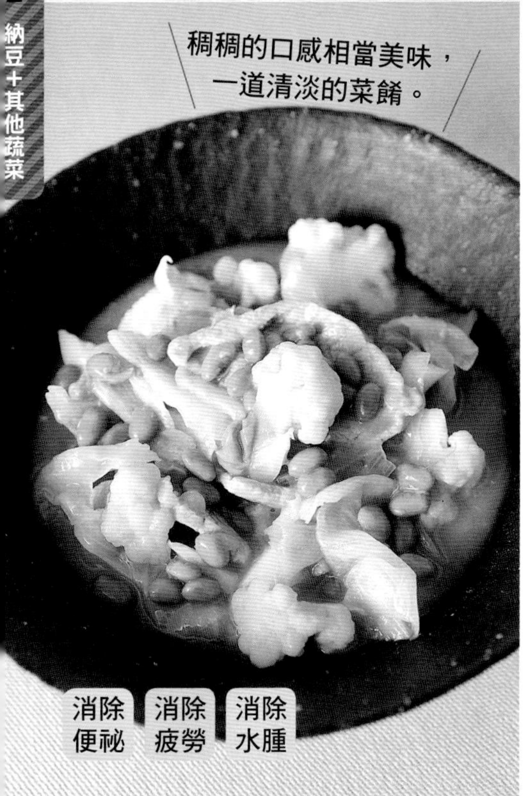
稠稠的口感相當美味，
一道清淡的菜餚。
消除便祕
消除疲勞
消除水腫

萵苣納豆燴豬肉

1人份 468kcal｜膳食纖維：5.7g｜鹽分：1.3g

材料（2人份）

梅花豬薄片：100g
白花椰菜：50g
萵苣：100g
麻油：1/2大匙
大蒜（切末）：1/2片
納豆：1盒（45g）
A 熱水：200ml
A 雞湯塊：1/4塊
A 鹽巴、胡椒：各少許
A 蠔油：1/2小匙
太白粉：2小匙

做法

1 豬肉切為一口的大小。
2 白花椰菜分為小株。萵苣撕為一口的大小。
3 於平底鍋內倒入麻油、大蒜，並以中火加熱，然後放入1拌炒。炒至微焦後加入2拌炒。將2的萵苣炒軟後就可以加入納豆拌炒，入味後加入A並煮沸，過程中需不停攪拌。
4 以水2太白粉1的比例調製太白粉水，加入菜餚內勾芡即可。

菌活 Recipe 3

大口吃菇菇！

菇類除了卡路里含量較低，還含有豐富的膳食纖維，是進行菌活不可或缺的食材。菇的種類五花八門，做成日式料理或是西式料理都很適合，所以每天都來吃菇菇吧！

菇是唯一可以直接將菌類養大，並且整株吞下肚的食材

在進行菌活時，攝取優格、起司等動物性發酵食品，以及納豆等植物性發酵食品自然相當重要，但還有一種食材是絕對不可以忘記的，那就是「菇類」。菇是唯一可以直接將菌類養大，並且整株吞下肚的食材。除了卡路里含量較低之外，還含有豐富的膳食纖維，能夠為腸道內益菌提供養分，藉此幫助改善腸道環境。除此之外，香菇也含有鉀，因此具利尿作用，能有效幫助人體排毒。菇類也含有豐富的維生素B群與維生素D，能夠有效養顏美容，並幫助減肥。

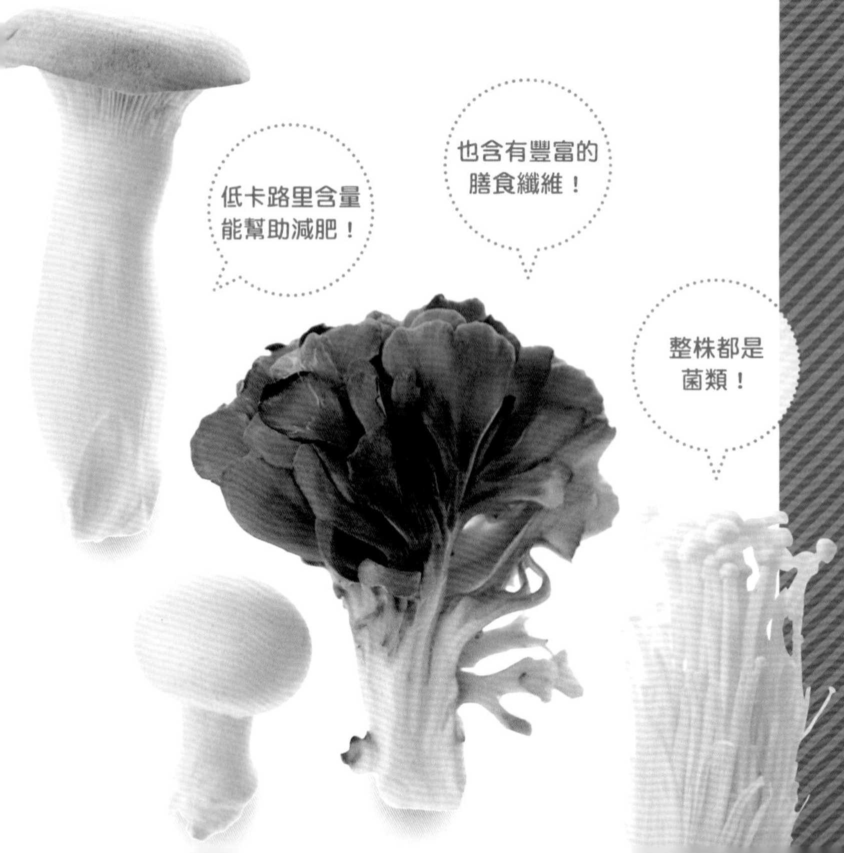
整株都是菌類！
也含有豐富的膳食纖維！
低卡路里含量能幫助減肥！

為了每天確實攝取而想出來

活用菇類的好點子

1 香菇＋DHA&EPA

吃菇菇能夠將菌類整株吃下肚，自然能夠幫助增加腸道內的益菌。若是能配合攝取含有DHA&EPA等Omega-3不飽和脂肪酸的食材，如青魚等，就能夠進一步的整頓腸道環境，並讓排便順暢。

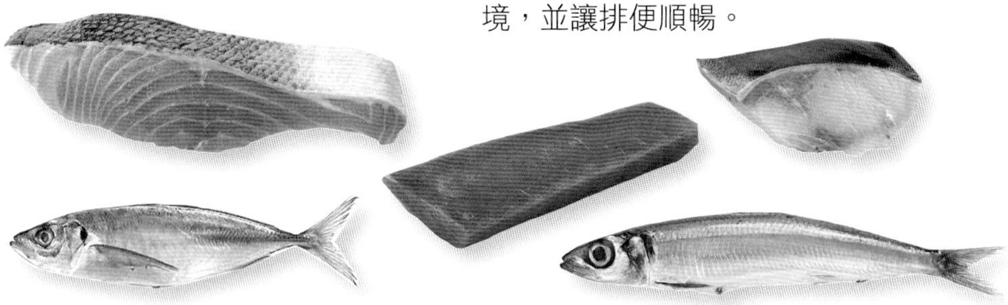

2 香菇＋油酸

橄欖油與酪梨等食材中含有大量的油酸。油酸不會被小腸吸收，而是會直接抵達大腸，並刺激大腸，從而增加腸道的滑順度。

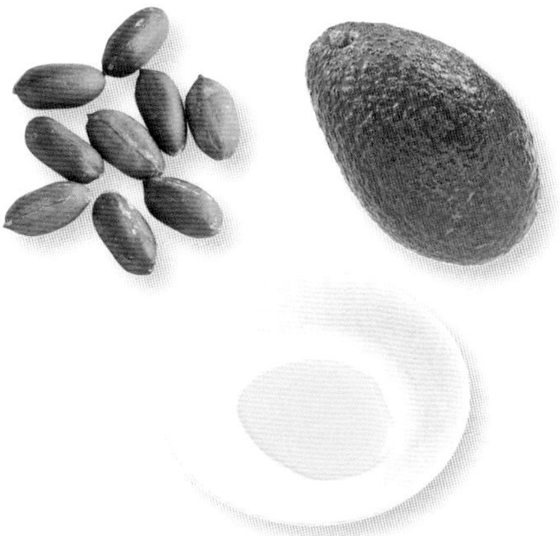

3 香菇＋植物性乳酸菌

在米糠醃菜、韓式泡菜、味噌等植物性發酵食品當中，富含能活著抵達腸道的植物性乳酸菌。與菇類搭配，就能夠完成最強大的菌活菜單囉！

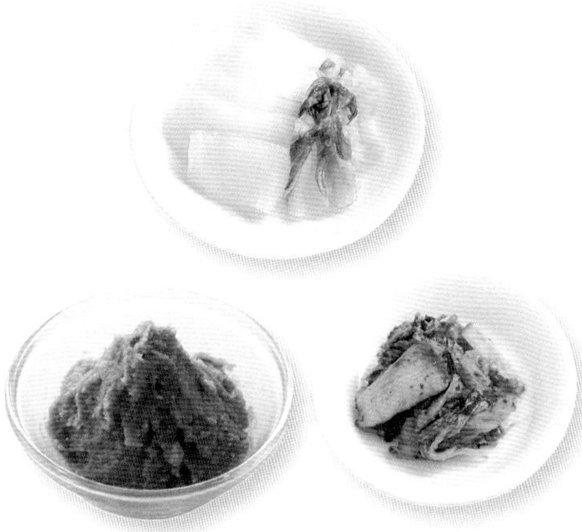

香菇＋DHA&EPA

青魚當中含有豐富的DHA&EPA，具有強大的抗氧化作用，因此能幫助改善腸道環境。與香菇搭配就形成了無敵的菌活餐點囉。

mushroom＋DHA&EPA

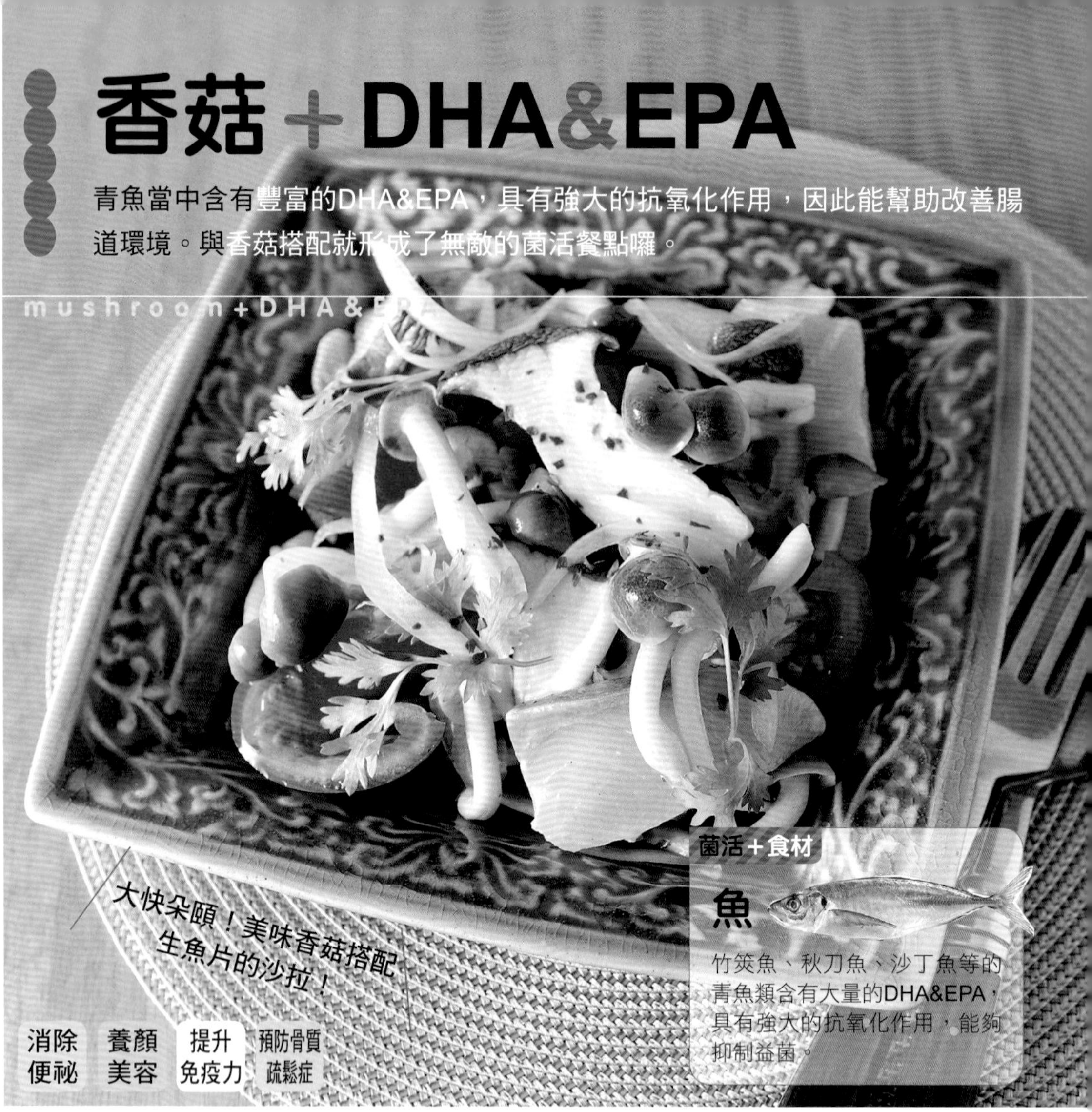

大快朵頤！美味香菇搭配生魚片的沙拉！

消除便祕　養顏美容　提升免疫力　預防骨質疏鬆症

菌活＋食材

魚

竹筴魚、秋刀魚、沙丁魚等的青魚類含有大量的DHA&EPA，具有強大的抗氧化作用，能夠抑制益菌。

異國風鰤魚佐香菇沙拉

1人份 201kcal｜膳食纖維：4.5g｜鹽分：1.3g

材料（2人份）

杏鮑菇：100g
鴻喜菇：80g
番茄：100g
洋蔥：50g
生魚片用鰤魚：120g

A
- 大蒜（切末）：1/2片
- 碎辣椒：少許
- 魚露：2小匙
- 檸檬汁：1大匙
- 砂糖：1/2小匙
- 撕碎的香菜：2～3株

做法

1　杏鮑菇縱切為厚5mm的片狀。鴻喜菇切掉底端部位並剝開。之後將兩種菇以鋁箔紙包覆，放入烤箱烘烤5～6分鐘。

2　將番茄切為7～8mm的梳子狀。洋蔥切薄片並浸泡冷水5分鐘，之後瀝乾水分。

3　將鰤魚切為厚5mm的薄片。

4　於容器放入1、2、3，並加入A攪拌均勻。盛盤，並灑上一些香菜即可。

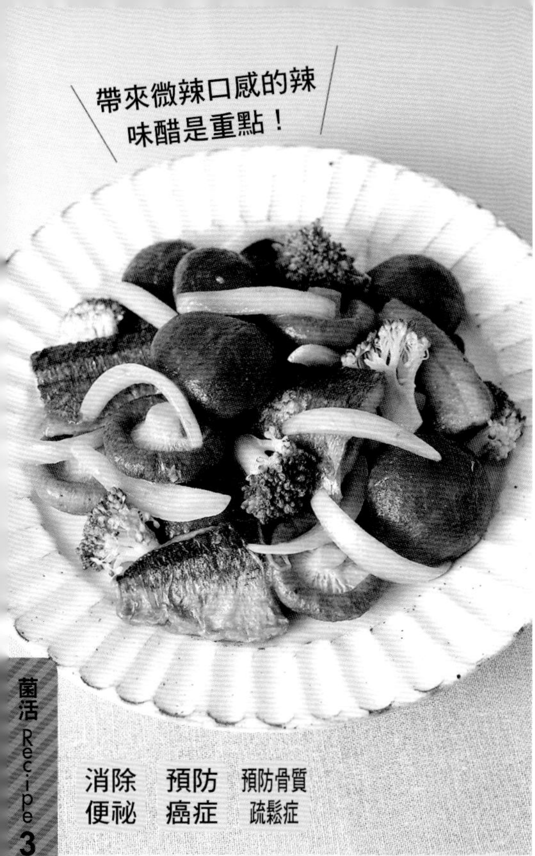
帶來微辣口感的辣
味醋是重點！
消除
便祕
預防
癌症
預防骨質
疏鬆症

辣味醋炒香菇秋刀魚

1人份 354kcal｜膳食纖維：4.2g｜鹽分：1.9g

材料（2人份）

花菇：200g
洋蔥：50g
綠花椰菜：50g
秋刀魚：300g
（兩小條，可食部位150g）

A
- 鹽巴：少許
- 胡椒：少許
- 蒜泥：少許

小麥粉：適量
橄欖油：1大匙

B
- 辣椒醬：1小匙
- 醬油：1大匙
- 醋：2大匙
- 砂糖：1小匙

做法

1　切掉香菇蒂，洋蔥切絲，綠花椰菜分株，一起放入鍋中水煮。
2　將秋刀魚切為3塊，再切為一口大小。
3　將B拌勻備用。
4　用A來為2提味，並裹上小麥粉。
5　於平底鍋內加入橄欖油，並以中火加熱，然後將秋刀魚放入鍋內煎。煎至表面微焦後就放入1的花菇、洋蔥拌炒。炒熟後將3淋於所有食材上，再加入綠花椰菜炒勻即可。

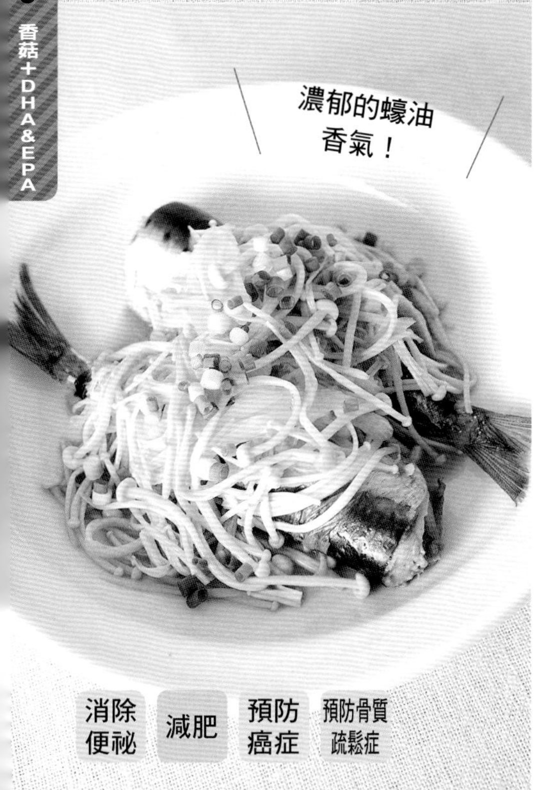
濃郁的蠔油
香氣！
消除
便祕
減肥
預防
癌症
預防骨質
疏鬆症

蠔油煮金針菇沙丁魚

1人份 319kcal｜膳食纖維：3.9g｜鹽分：1.8g

材料（2人份）

沙丁魚：400g（四小條，
可食部位240g）
金針菇（切除一半的長度）：
160g
長蔥（斜切）：1根
萬能蔥花：少許

A
- 熱水：100ml
- 酒：2大匙
- 蠔油：1大匙
- 醬油：1小匙
- 大蒜（切末）：1/2片

做法

1　將沙丁魚去頭去內臟，並洗淨擦乾。
2　於鍋內倒入A並開中火，煮滾一次之後放入1，並蓋上蓋子悶煮12～13分鐘。
3　將長蔥、金針菇均勻放入鍋內，並蓋上蓋子悶煮2～3分鐘，最後盛盤並灑上萬能蔥花即可。

菌活MEMO

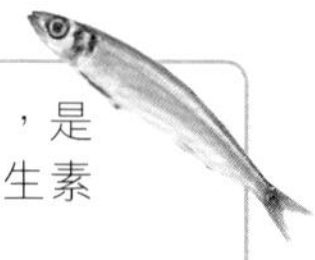

沙丁魚：沙丁魚含有豐富的不飽和脂肪酸，是DHA&EPA的寶庫。也含有豐富鈣質與維生素D，能預防骨質疏鬆症。

異國風杏鮑菇竹筴魚湯

1人份 167kcal | 膳食纖維：7.2g | 鹽分：3.2g

材料（2人份）

A
- 水：100ml
- 檸檬香茅、薑、卡菲爾萊姆葉（乾燥的）：各少許

B
- 熱水：300ml
- 雞湯塊：1/4塊
- 大蒜（切末）：1/2片
- 碎紅辣椒：1根

竹筴魚：150g（一大條，可食部位80g）
香菜、萊姆（切為梳子狀）：各適量
杏鮑菇：100g
煮過的竹筍：50g
紅椒：40g
魚露：2小匙

做法

1　將A倒在一起並靜置30分鐘。

2　將竹筴魚的稜鱗、魚鰓、內臟去除，洗淨並擦乾水分，切為2～3cm的大塊。

3　將杏鮑菇縱切剖半，並斜切為厚1cm的片狀。之後將竹筍、紅椒切為一口大小，竹筍需事先煮好備用。

4　在鍋內放入B、1，並開中火加熱。煮滾後加入2煮7～8分鐘將之煮熟。之後加入3再次煮滾，並加入魚露。盛盤，並擺上香菜，最後擠上點萊姆汁就可以享用了。

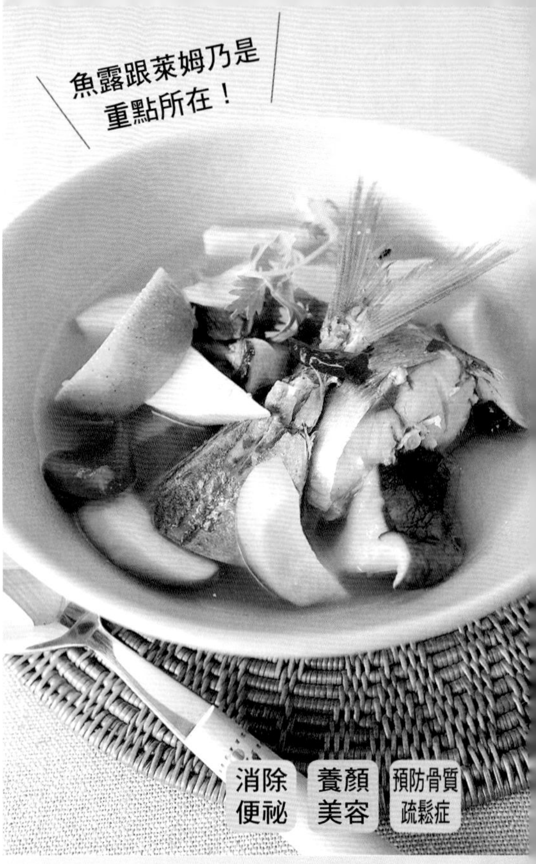
魚露跟萊姆乃是
重點所在！
消除便祕
養顏美容
預防骨質疏鬆症

韓式舞茸菇涼拌鮪魚

1人份 155kcal | 膳食纖維：2.8g | 鹽分：2.2g

材料（2人份）

舞茸菇：150g
鮪魚生魚片：120g
蔥：30g
熟白芝麻：少許

A
- 韓式辣醬：1大匙
- 麻油：1小匙
- 醬油：1大匙
- 砂糖：1小匙
- 辣椒粉：1大匙

做法

1　將舞茸菇切為一口大小，並以鋁箔紙包覆放入烤箱中烘烤5～6分鐘。

2　將鮪魚切為厚5mm的片狀。蔥切為長2cm的段狀。

3　於容器內將A攪拌均勻，並加入1、2涼拌。盛盤，並灑上熟白芝麻即可。

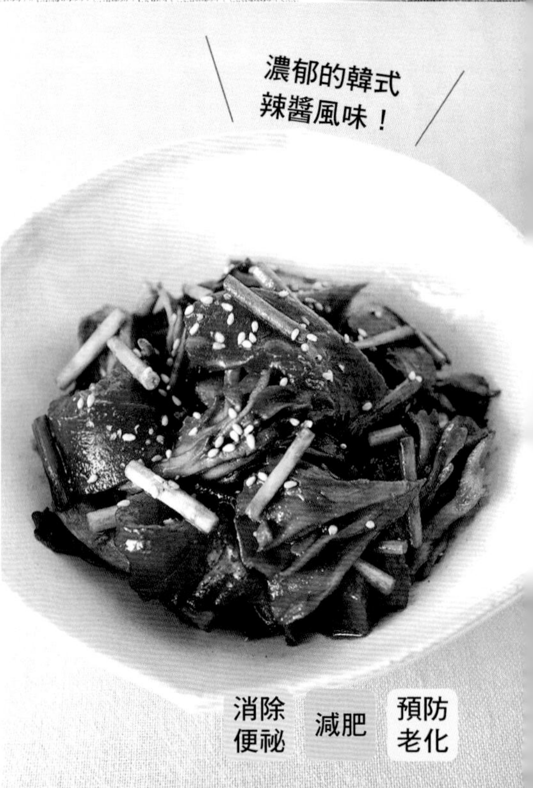
濃郁的韓式
辣醬風味！
消除便祕
減肥
預防老化

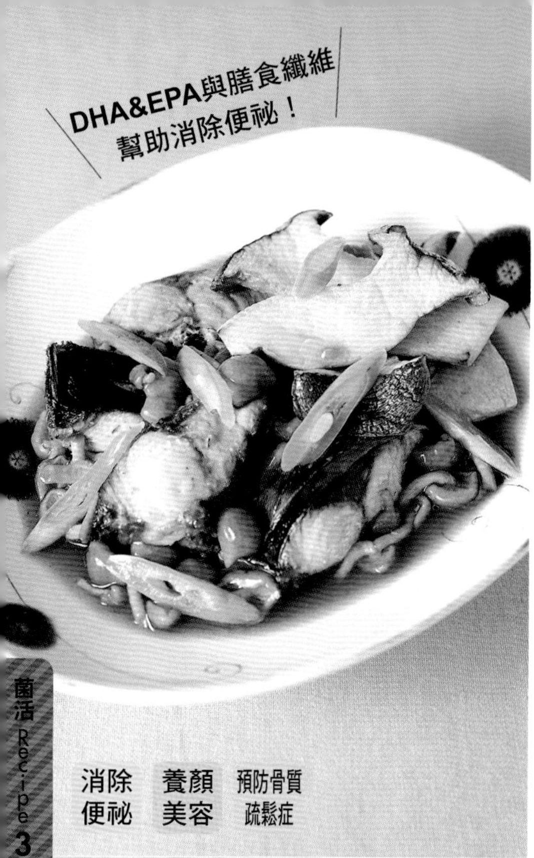
DHA&EPA與膳食纖維
幫助消除便祕！
消除便祕
養顏美容
預防骨質疏鬆症

漬燒香菇鯖魚

1人份 230kcal | 膳食纖維：1.8g | 鹽分：2.5g

材料（2人份）

A
- 醬油：2大匙
- 醋：2大匙
- 酒：2大匙
- 砂糖：2大匙
- 薑汁：1大匙

珍珠菇：100g

杏鮑菇：100g

鯖魚：200g（2塊，可食用部位：180g）

B
- 鹽巴：少許
- 薑汁：1小匙

四季豆：少許

做法

1 將A倒入較大的容器。

2 將珍珠菇稍微水洗過，輕輕地去掉黏液。將水煮滾後放入水中稍微川燙。瀝乾水分後放入1當中。

3 將杏鮑菇縱切剖半，並以烤架烘烤4～5分鐘。鯖魚切為厚2～3cm的片狀，並以B調味後，放在烤架上烘烤7～8分鐘直到表面微焦。

4 將3烤好之後趁熱放入2當中浸泡。靜置10～15分鐘確實入味之後，就可以盛盤了。

5 四季豆斜切薄片，並稍微水煮之後灑於盤中即可。

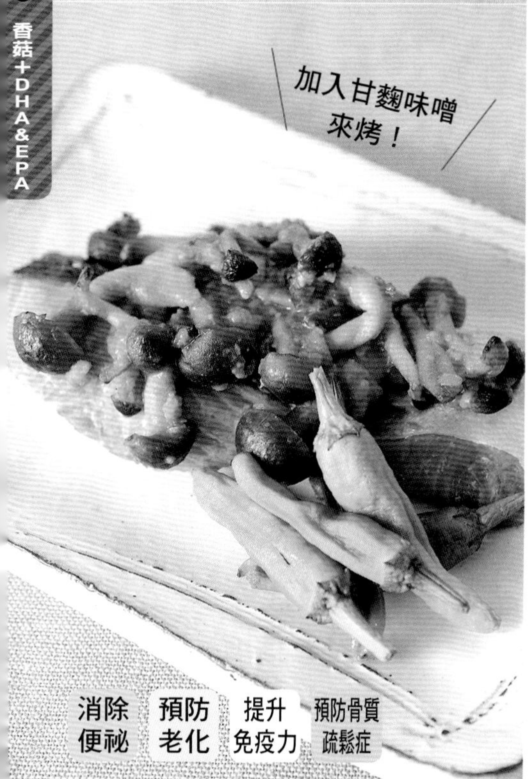
加入甘麴味噌
來烤！
消除便祕
預防老化
提升免疫力
預防骨質疏鬆症

味噌燒鴻喜菇鮭魚

1人份 186kcal | 膳食纖維：2.5g | 鹽分：2.4g

材料（2人份）

鴻喜菇：80g

麻油：1/2大匙

A
- 味噌：2大匙
- 甘麴：1大匙
- 薑末：1片

青辣椒（不辣，味道類似青椒）：適量

處理過的生鮭魚：2塊（160g）

做法

1 切掉鴻喜菇的底端部分並剝開。

2 於平底鍋內倒入麻油並以中火加熱，放入1炒軟，之後放入A並攪拌均勻，煮至湯汁收乾為止。

3 在青辣椒上切出缺口。

4 使用烤架烘烤鮭魚4～5分鐘。差不多烤熟時則擺上2，再烤個2～3分鐘直到表皮微焦。3也同樣烤過之後，即可盛盤。

菌活MEMO

鮭魚：鮭魚當中含有蝦紅色素，具有強大的抗氧化能力，因此能有效抗老並預防癌症。

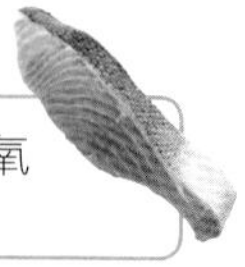

香菇薄片蒸鯖魚

1人份 212kcal | 膳食纖維：2.4g | 鹽分：0.7g

材料（2人份）

花菇：80g
蘿蔔：150g
鯖魚：200g（兩塊，可食用部位180g）
鹽巴：少許
醬油：少許
酒：1大匙
薑末、酸桔：各少許

做法

1　花菇切掉蒂頭之後，切為薄片。蘿蔔磨泥之後瀝乾汁液，與花菇拌在一塊。
2　在魚皮上劃上一條厚7～8mm的缺口，並塗上鹽巴與醬油。
3　將1擺在2的上面，並放入已經充滿蒸氣的蒸鍋當中，以大火蒸10分鐘。或用電鍋蒸一杯水（180ml）。
4　盛盤，並擺上薑末，最後以酸桔點綴。

菌活MEMO

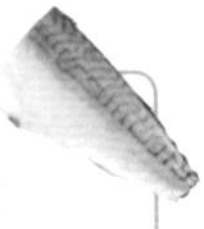

鯖魚：含有豐富的DHA&EPA，充滿優良脂肪。能幫助降低血液中的膽固醇指數與中性脂肪，還能淨化血液。

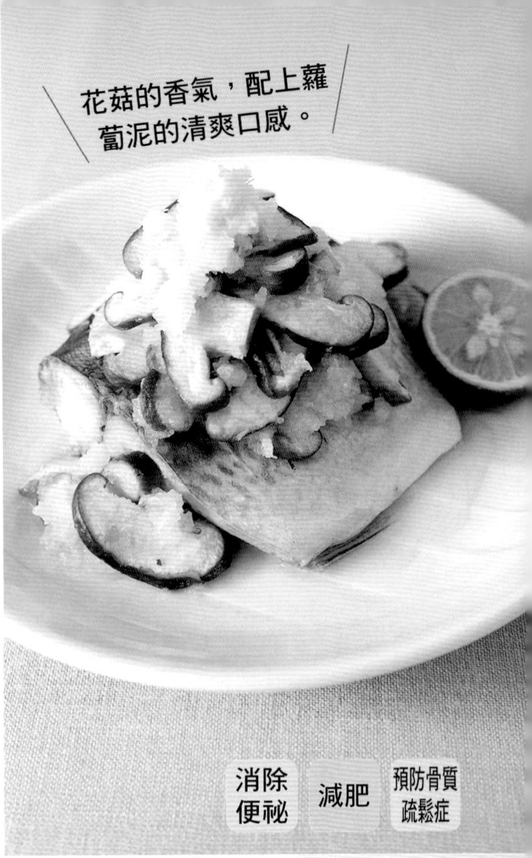
花菇的香氣，配上蘿蔔泥的清爽口感。
消除便祕
減肥
預防骨質疏鬆症

味噌煮舞茸菇鰤魚

1人份 292kcal | 膳食纖維：2.8g | 鹽分：1.8g

材料（2人份）

舞茸菇：150g
麻油：1/2大匙
處理好的鰤魚：2塊（160g）
酒：2大匙
熱水：100ml
味噌：1又1/2大匙
大蔥：少許

做法

1　將舞茸菇切為一口大小。
2　將大蔥斜切成絲，並於冷水中搓洗後瀝乾水分。
3　於平底鍋內倒入麻油以中火加熱，放入鰤魚，煎至微焦後淋上酒，並倒入熱水。煮滾後加入味噌、1，並蓋上蓋子悶煮5～6分鐘，直到將舞茸菇煮爛。
4　將3盛盤，並擺上2裝飾即可。

菌活MEMO

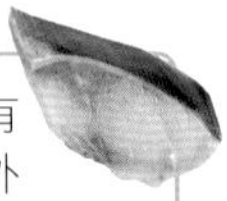

鰤魚：含有豐富的優良蛋白質以及脂肪，也含有大量的維生素B_1、B_2、D、E等等營養素。此外也含有許多鐵質，因此能幫助預防貧血。

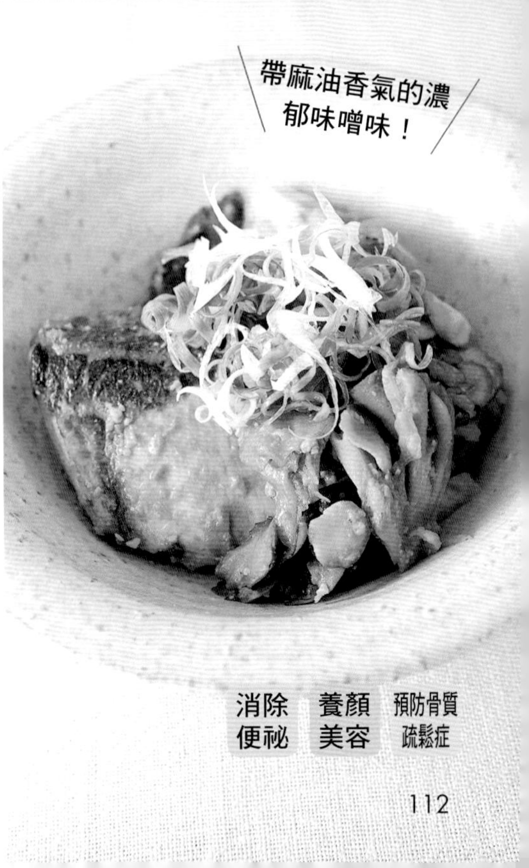
帶麻油香氣的濃郁味噌味！
消除便祕
養顏美容
預防骨質疏鬆症

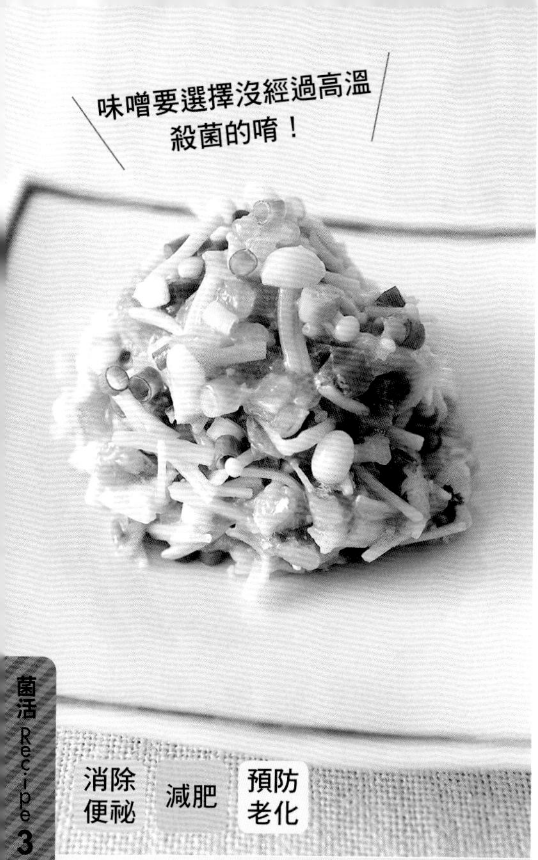
味噌要選擇沒經過高溫
殺菌的唷！
消除
便祕
減肥
預防
老化

金針菇竹筴魚泥

1人份 153kcal｜膳食纖維：4.1g｜鹽分：2.4g

材料（2人份）

金針菇：80g
竹筴魚生魚片：150g（一大條，可食用部位80g）
味噌：1大匙
薑末：1大匙
蔥（蔥花）：3大匙

做法

1　金針菇切掉底端部分，然後切為1cm長並剝開。再將金針菇以鋁箔紙包覆放入烤箱烘烤5～6分鐘，烤好後靜置冷卻。

2　將竹筴魚切為三片，並剔除腹骨。取出小魚刺，剝去魚皮，將魚肉切碎備用。

3　於2當中加入味噌、薑末、1，並以菜刀剁勻，最後混入蔥花即可。

菌活MEMO

竹筴魚：此種青魚體內優良蛋白質與脂肪的平衡極佳。含有豐富的DHA&EPA等不飽和脂肪酸，能夠預防動脈硬化與老人癡呆。

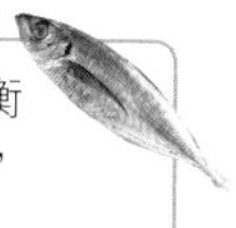

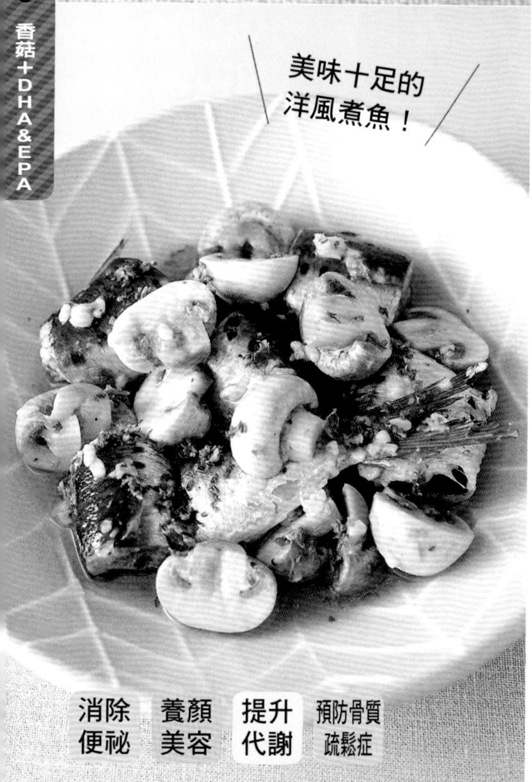
美味十足的
洋風煮魚！
消除
便祕
養顏
美容
提升
代謝
預防骨質
疏鬆症

鹽麴煮蘑菇沙丁魚

1人份 364kcal｜膳食纖維：1.7g｜鹽分：1.6g

材料（2人份）

沙丁魚：400g（四小條，可食用部位240g）
蘑菇：150g
橄欖油：1大匙
大蒜（切末）：1/2片
荷蘭芹（切末）：少許
A　罐頭鳳尾魚（切碎）：2罐
　　鹽麴：1大匙
　　白葡萄酒：2大匙
水：100ml

做法

1　沙丁魚去除頭部與內臟，洗淨後擦乾水分，並切為厚3～4cm的塊狀。

2　蘑菇切掉底端部分，縱切剖半。

3　於平底鍋內倒入橄欖油、大蒜並以中火加熱。放入1、2並將之炒至微焦時，放入A拌炒。入味後將水倒入。然後蓋上蓋子悶煮7～8分鐘。盛盤，並撒上荷蘭芹末即可。

香菇＋油酸

攝取油酸，這是讓腸道獲得健康的最大關鍵。讓我們將香菇與以橄欖油、酪梨、堅果類為中心的食材搭配食用吧。

mushroom+Oleic acid

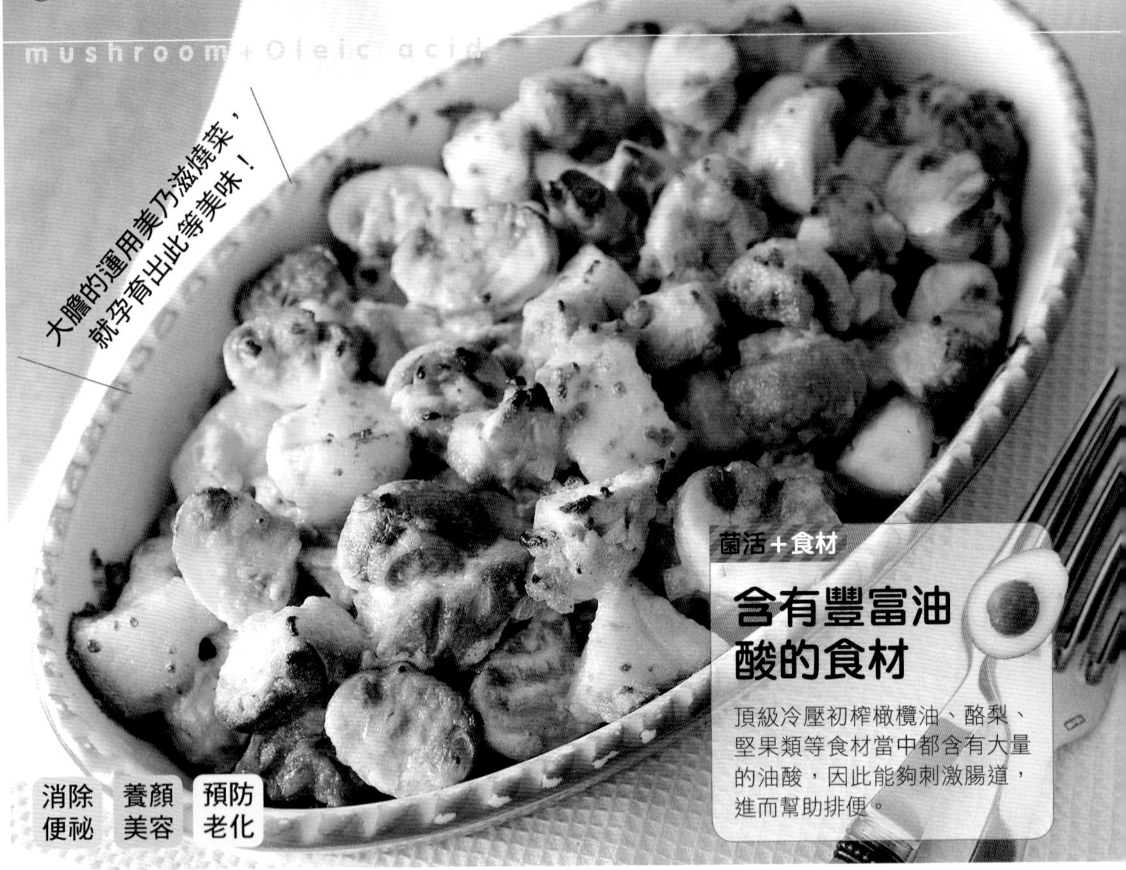

大膽的運用美乃滋燒菜，就孕育出此等美味！

消除便祕　養顏美容　預防老化

菌活＋食材

含有豐富油酸的食材

頂級冷壓初榨橄欖油、酪梨、堅果類等食材當中都含有大量的油酸，因此能夠刺激腸道，進而幫助排便。

焗烤酪梨蘑菇貝柱肉

1人份 317kcal｜膳食纖維：5.1g｜鹽分：0.8g

材料（2人份）

酪梨：1顆（100g）
蘑菇：200g
洋蔥：50g
扇貝柱：50g
橄欖油：1/2大匙
鹽巴、胡椒：各少許
美乃滋：3大匙

做法

1　酪梨剝皮去籽，切為1.5cm的塊狀。

2　蘑菇切掉底端部分，縱切剖半。洋蔥切粗絲。扇貝柱切為4等分。

3　於平底鍋內倒入橄欖油並以中火加熱，放入2稍微拌炒，並放入鹽巴與胡椒調味。

4　將1、3倒在一起，並與美乃滋拌勻。放在焗烤盤上，並以預熱至220°C的烤箱烘烤7～8分鐘即可。

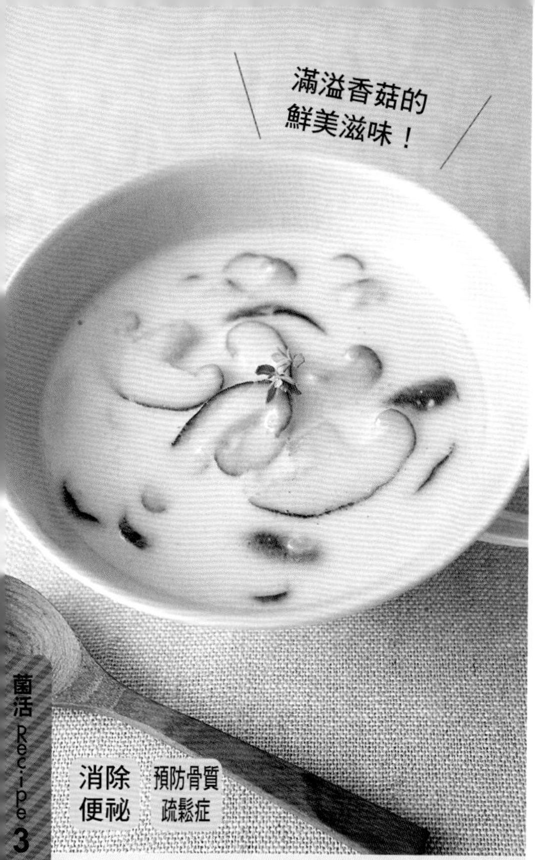
滿溢香菇的
鮮美滋味！
消除
便秘
預防骨質
疏鬆症

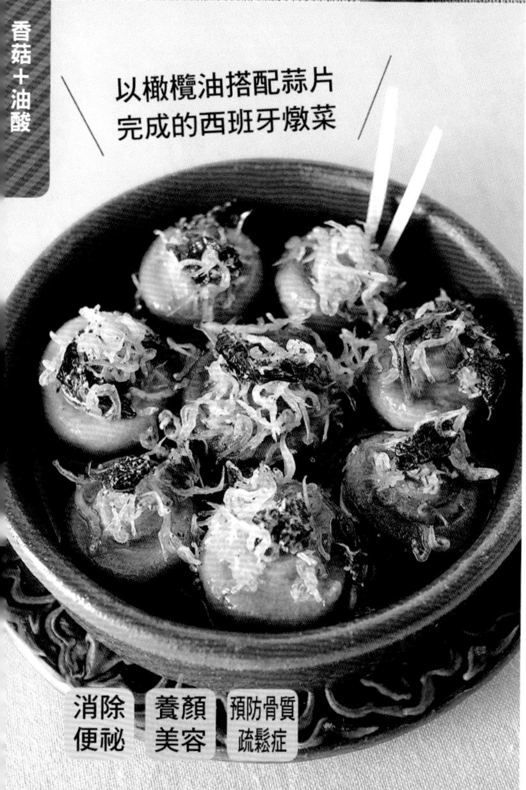
以橄欖油搭配蒜片
完成的西班牙燉菜
消除
便秘
養顏
美容
預防骨質
疏鬆症

香菇奶油濃湯

1人份 153kcal｜膳食纖維：2.7g｜鹽分：0.7g

材料（2人份）

花菇：150g
橄欖油：1大匙
小麥粉：1又1/2大匙
牛奶：150ml
鹽巴、胡椒：各少許

A
- 熱水：150ml
- 雞湯塊：1/4塊
- 月桂葉：1/2片
- 百里香：少許

百里香：少許

做法

1　花菇切掉蒂頭，切薄片。

2　於平底鍋內倒入橄欖油並以中火加熱，並將1炒軟。之後加入小麥粉拌炒，並加入A烹煮2～3分鐘直到沸騰，過程中需不停攪拌。完成勾芡之後就可以倒入牛奶。

3　開始沸騰時就可以以鹽巴、胡椒調味。盛盤，並以百里香點綴即可。

菌活MEMO

牛奶：含有豐富的鈣質，而且人體對牛奶鈣的吸收率比對其他食物所含鈣質的吸收率高，因此相當推薦攝取牛奶。

蒜片蘑菇燉菜

1人份 245kcal｜膳食纖維：1.5g｜鹽分：0.4g

材料（2人份）

蘑菇：100g
青紫蘇：10片
魩仔魚乾：20g
大蒜（切末）：1/2片
橄欖油：5～6大匙

做法

1　蘑菇切掉底端部分，青紫蘇撕碎。

2　於小鍋子內放入1、魩仔魚乾、蒜末，並倒入相當於蘑菇高度一半的橄欖油，開中火煮至冒泡後，則不時將蘑菇翻面，煮至蘑菇微焦即可。

菌活MEMO

橄欖油：建議使用頂級冷壓初榨橄欖油。此種油能夠刺激大腸，藉此增加腸道的滑順度，進而消除便祕。

花生白醬拌茼苣鴻喜菇

1人份 112kcal｜膳食纖維：4.5g｜鹽分：0.7g

材料（2人份）

鴻喜菇：160g
茼苣：80g
板豆腐：100g
花生粉：15g
砂糖：2小匙
鹽巴：1/4小匙

做法

1　鴻喜菇切掉底端部分並剝開。以鋁箔紙將鴻喜菇緊緊包覆，放入烤箱烘烤5～6分鐘。
2　茼苣放入滾水中煮出漂亮的色澤。撈起後迅速放入冷水中冷卻。冷卻後將水分瀝乾並切為長2cm的段狀。
3　將板豆腐磨碎，並與花生粉、砂糖、鹽巴拌勻。
4　將3與1、2涼拌即可。

菌活MEMO

花生：含有大量油酸與亞麻油酸，能夠預防動脈硬化。另外還含有豐富的維生素B_1、B_2、E等等營養素，能夠幫助預防老化。

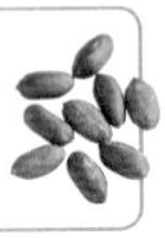

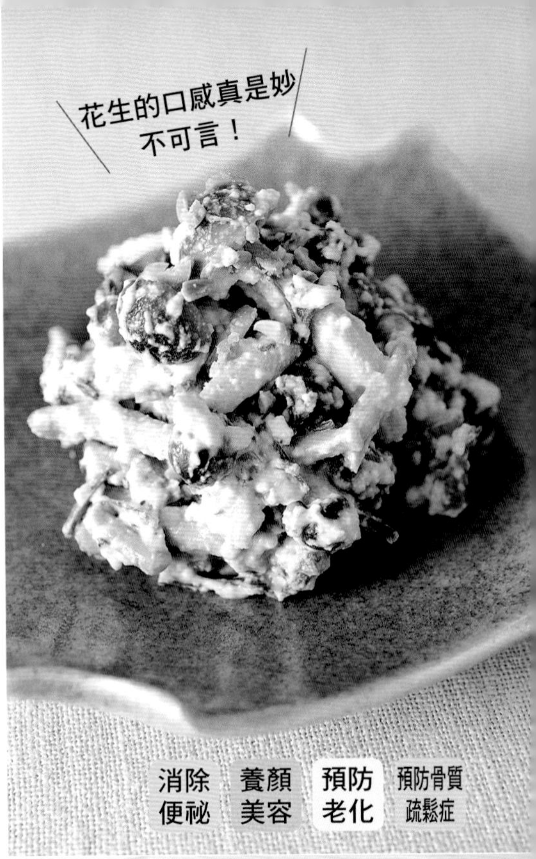
花生的口感真是妙
不可言！
消除便祕
養顏美容
預防老化
預防骨質疏鬆症

黑醋漬開心果杏鮑菇

1人份 118kcal｜膳食纖維：3.9g｜鹽分：0.0g

材料（2人份）

杏鮑菇：150g
開心果：15g
橄欖油：1大匙
A［大蒜（切末）：1/2片
　 碎的紅辣椒：1根
黑醋：50ml

做法

1　將杏鮑菇縱切為厚5mm的片狀。
2　開心果剝殼備用。
3　於平底鍋內倒入橄欖油、A，並開中火加熱。鍋內透出香氣時則可放入1，炒至微焦後放入容器內，並與黑醋拌勻，最後加入2就大功告成了。

菌活MEMO

開心果：其中富含不飽和脂肪酸－油酸，以及必需脂肪酸－亞麻油酸。另外也含有豐富的鉀、鐵等礦物質，以及維生素B_1、維生素K等營養素。

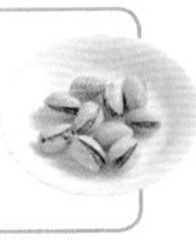

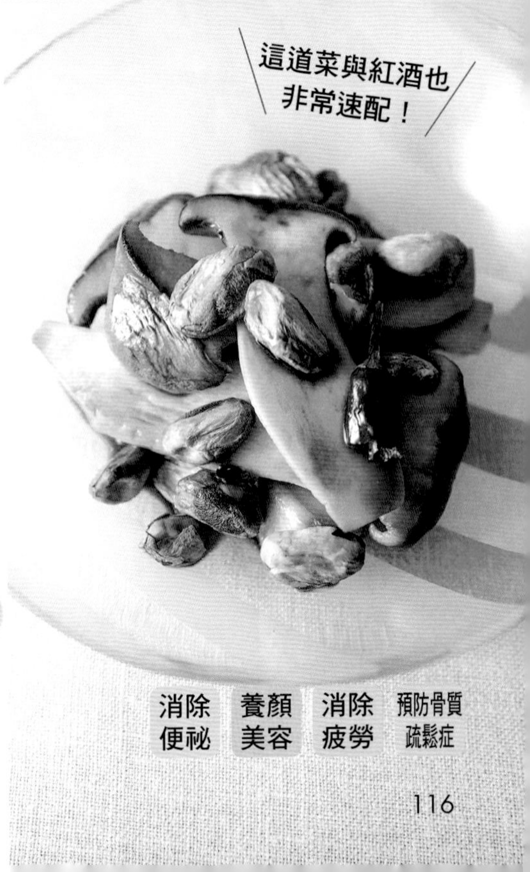
這道菜與紅酒也
非常速配！
消除便祕
養顏美容
消除疲勞
預防骨質疏鬆症

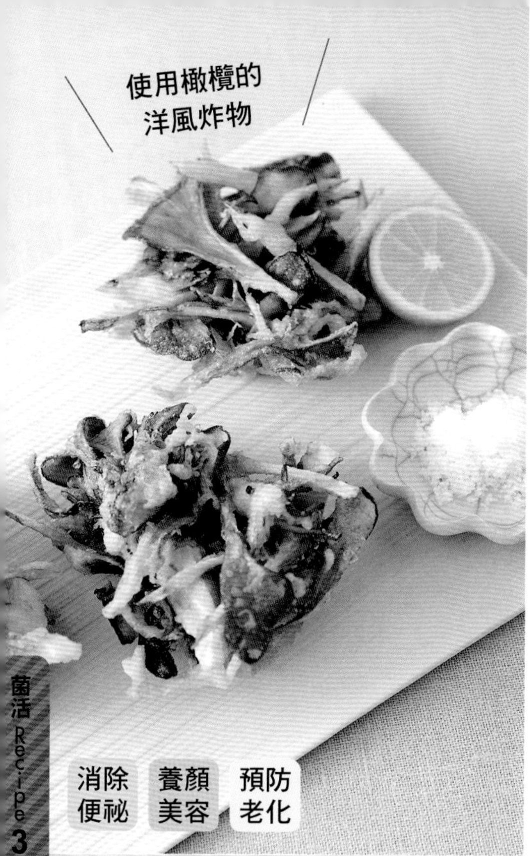
使用橄欖的
洋風炸物
消除
便祕
養顏
美容
預防
老化

酥炸舞茸菇與牛蒡

1人份 637kcal | 膳食纖維：3.6g | 鹽分：0.5g

材料（2人份）

舞茸菇：100g
牛蒡：50g
黑橄欖（去籽）：4顆
雞蛋：1/2顆
冷水：適量
小麥粉：1/2量杯
油炸用油（橄欖油）：適量
鹽巴：少許
酸桔：1顆

做法

1　將舞茸菇切為小片。牛蒡切絲，黑橄欖縱切為6等分。

2　於蛋汁內倒入冷水，分量抓在滿1/2量杯。

3　將2倒入容器內並攪拌均勻，再加入小麥粉大致拌勻以製作油炸用的麵衣。之後加入1並大致拌勻。

4　將炸油預熱至180°C，並將3分為較大的一口大小，同時放入鍋內油炸至酥脆，撈起瀝乾油分後盛盤，並配上鹽巴與酸桔即可。

菌活MEMO

黑橄欖：含有豐富的油酸、β-胡蘿蔔素、維生素E、K、多酚等植物性化合物，因此能夠幫助改善腸道環境。

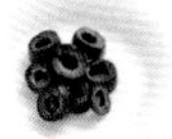

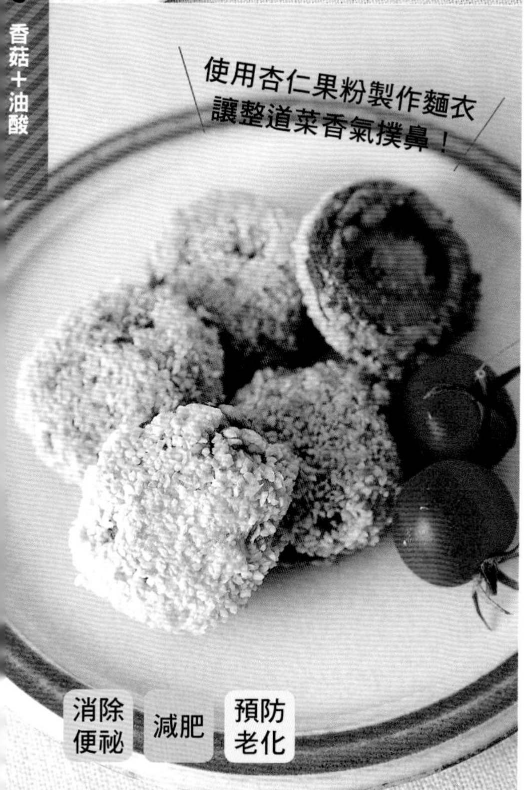
使用杏仁果粉製作麵衣
讓整道菜香氣撲鼻！
消除
便祕
減肥
預防
老化

杏仁果碎粒裹炸鮮菇

1人份 705kcal | 膳食纖維：7.6g | 鹽分：0.2g

材料（2人份）

花菇：120g（八小朵）
A［雞蛋：1顆
　 小麥粉：25g
杏仁果碎粒：25g
橄欖油：4～5大匙
聖女小番茄：少許

做法

1　花菇去蒂備用。

2　將A倒在一起，並攪拌至平滑。

3　將2淋在花菇上，並以杏仁果碎粒裹於菇傘上。

4　於平底鍋內倒入橄欖油，並以小火將3煎至表面呈金黃色。

5　以聖女小番茄點綴即可。

菌活MEMO

杏仁果：除了油酸之外，也含有豐富的維生素E，能幫助預防老化。另外還含有豐富的膳食纖維以及維生素B_2，能幫助有效減肥。

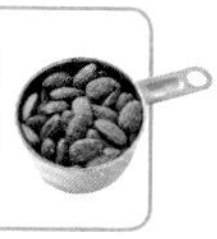

杏仁果涼拌雙菇

1人份 101kcal｜膳食纖維：5.3g｜鹽分：0.3g

材料（2人份）

鴻喜菇：80g
花菇：100g
麻油：1/2大匙
烘焙過的杏仁果切片：15g

A
- 長蔥（切末）：10cm
- 蒜泥：少許
- 鹽巴：少許
- 辣椒粉：少許

做法

1　鴻喜菇切掉底端部分，剝開。花菇去蒂，切為4等分。
2　於平底鍋內倒入麻油，並以中火將1翻炒入味。
3　於容器內放入2、杏仁果，並以A拌勻即可。

菌活MEMO

杏仁果：含有豐富的維生素E，因此具抗氧化作用，能幫助改善腸道環境。其中豐富的油酸以及亞麻油酸成分能夠讓腸道滑順，進而讓排便暢通無阻！

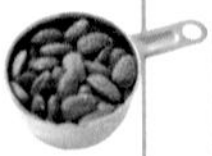

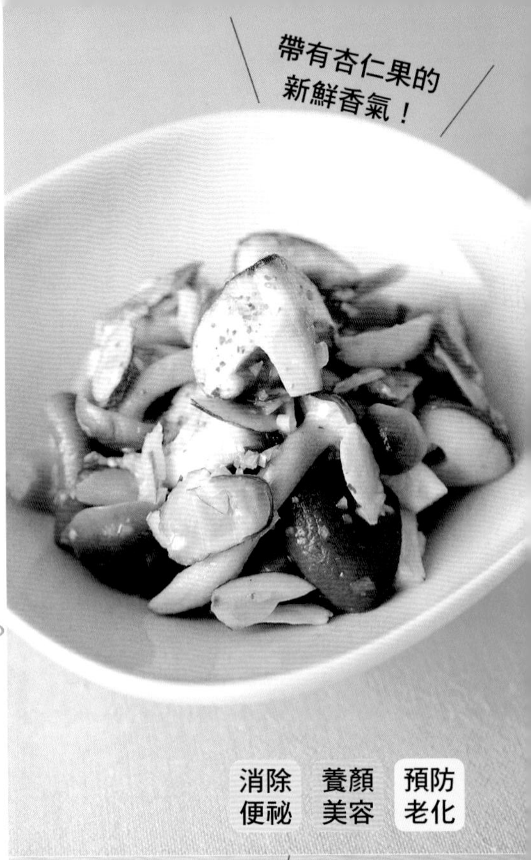
帶有杏仁果的
新鮮香氣！
消除
便祕
養顏
美容
預防
老化

異國風開心果金針菇沙拉

1人份 206kcal｜膳食纖維：3.7g｜鹽分：1.0g

材料（2人份）

金針菇：160g
開心果：20g
橄欖油：1/2大匙
豬絞肉：100g
洋蔥：50g

A
- 魚露：1/2大匙
- 萊姆汁：1/2大匙
- 大蒜（切末）：少許
- 碎辣椒：少許

萊姆：1/4顆

做法

1　金針菇切掉底端部分並剝開。將金針菇以鋁箔紙包覆，放入烤箱中烘烤4～5分鐘。
2　開心果剝殼備用。
3　於平底鍋內倒入橄欖油，加熱後放入豬絞肉並炒至微焦。
4　洋蔥切薄片，然後泡冷水約7～8分鐘後瀝乾水分備用。
5　萊姆切薄片備用。
6　於容器內放入1～5的材料，並加入A拌勻即可。

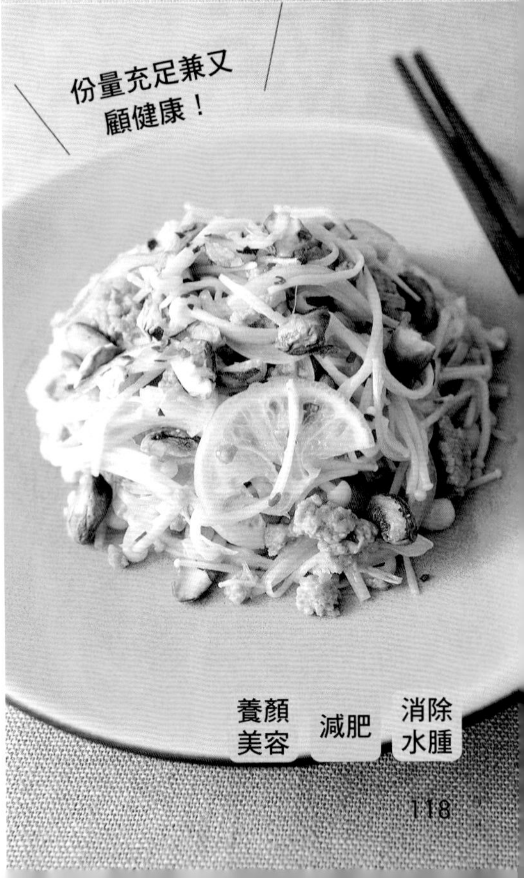
份量充足兼又
顧健康！
養顏
美容
減肥
消除
水腫

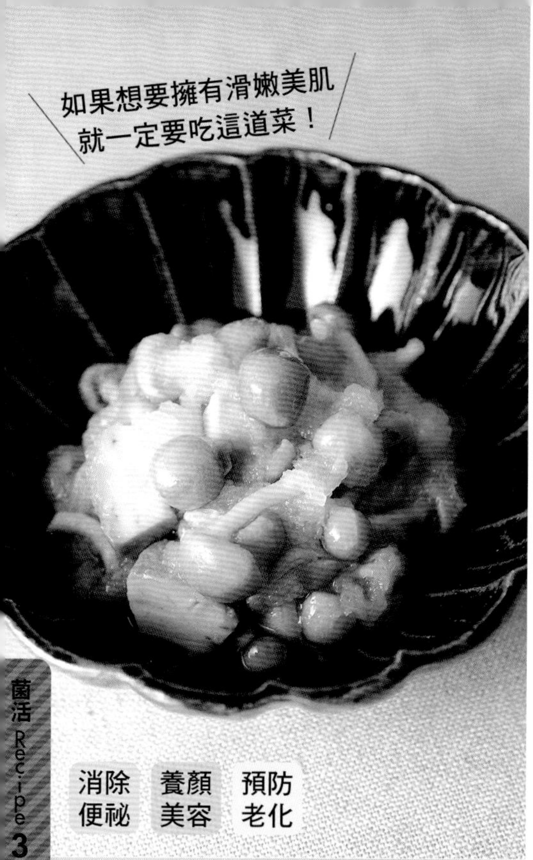
如果想要擁有滑嫩美肌
就一定要吃這道菜！
消除便祕
養顏美容
預防老化

蘿蔔泥涼拌酪梨鮮菇

1人份 110kcal｜膳食纖維：4.5g｜鹽分：0.6g

材料（2人份）

酪梨：1/2顆
榨檸檬汁：1/2大匙
珍珠菇：100g
蘿蔔：100g

A
- 醋：2大匙
- 砂糖：1/2大匙
- 鹽巴：1/4小匙
- 味醂：1/4大匙
- 水：2小匙

做法

1　酪梨剝皮去籽，切為1cm的小塊，淋上榨檸檬汁。
2　珍珠菇放於篩子上稍微水洗以去除黏液。鍋內的水煮滾後放入稍微川燙，然後以篩子撈起靜置冷卻。
3　蘿蔔磨泥，並瀝乾水分。
4　將A拌勻。
5　3加4拌勻，再與1、2涼拌即可。

菌活MEMO

酪梨：含有豐富的油酸。除此之外，一顆酪梨就可以滿足人體一天所需維生素E三分之一的量，且具有優秀的抗氧化作用，對腸道環境的益處相當之多。

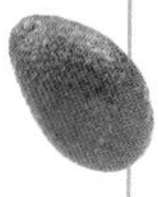

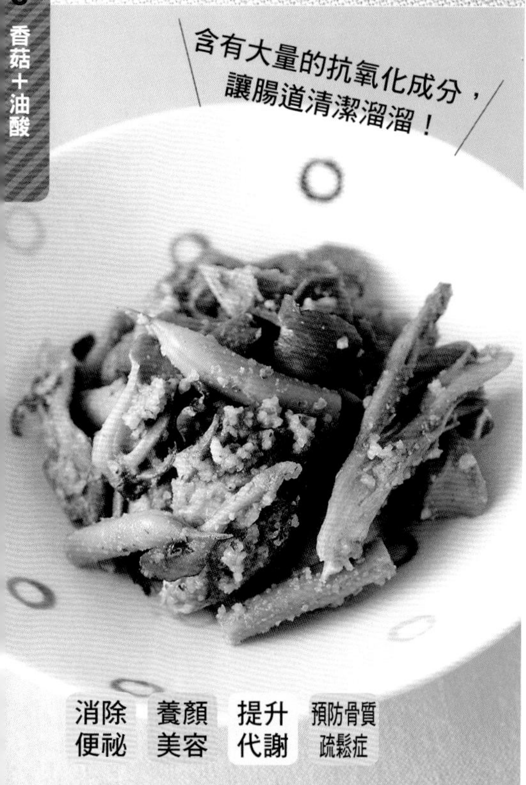
含有大量的抗氧化成分，
讓腸道清潔溜溜！
消除便祕
養顏美容
提升代謝
預防骨質疏鬆症

榛果泥拌四季豆舞茸菇

1人份 95kcal｜膳食纖維：2.5g｜鹽分：1.3g

材料（2人份）

舞茸菇：100g
四季豆：30g
榛果：20g

A
- 醬油：1大匙
- 砂糖：1/2大匙
- 高湯：1/2大匙

做法

1　將舞茸菇切為一口大小。將舞茸菇以鋁箔紙包覆，放入烤箱中烘烤5～6分鐘。
2　將四季豆切為長3cm的段狀，並下鍋水煮。
3　榛果炒過之後去皮搗碎，再加入A拌勻。最後加入1、2涼拌即可。

菌活MEMO

榛果：除了含有豐富的膳食纖維之外，也含有維生素E與多酚等抗氧化物質。由於其中含有豐富的維生素B群，因此也能夠有效促進人體代謝。

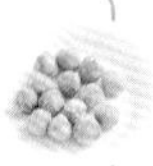

香菇＋植物性乳酸菌

香菇當中含有豐富的膳食纖維，讓我們將它與含有豐富植物性乳酸菌的韓國泡菜、德國酸菜等醃漬物做搭配吧。如此一來，不只腸道會歡欣鼓舞，肌膚也會變得滑嫩好摸，免疫力也會提高呢。

Mushroom+Plant origin lactic acid bacteria

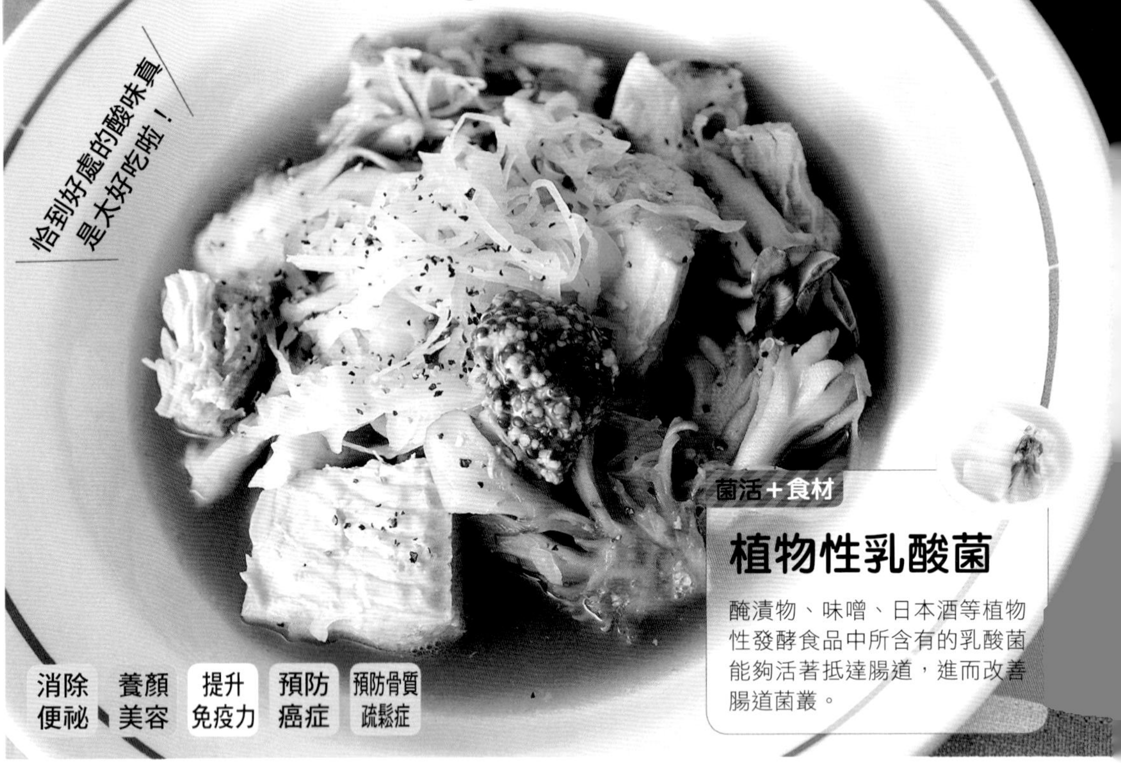

菌活＋食材

植物性乳酸菌

醃漬物、味噌、日本酒等植物性發酵食品中所含有的乳酸菌能夠活著抵達腸道，進而改善腸道菌叢。

消除便祕　養顏美容　提升免疫力　預防癌症　預防骨質疏鬆症

德國酸菜鮮煮舞茸菇與鮭魚

1人份 186kcal｜膳食纖維：2.7g｜鹽分：1.8g

材料（2人份）

舞茸菇：150g

A
- 熱水：150ml
- 雞湯塊：1/4塊
- 月桂葉：1/2片
- 百里香：少許

水煮鮭魚罐頭：一大罐（180g）

德國酸菜：100g

B
- 鹽巴：少許
- 粗磨黑胡椒：少許

黃色顆粒芥末醬：少許

做法

1　將舞茸菇切為方便食用的大小。

2　於鍋內倒入A，並將鮭魚罐頭連湯汁一同倒入鍋內，開中火煮至沸騰後再加入1、德國酸菜煮5～6分鐘。

3　舞茸菇煮至軟爛後，使用B做調味。

4　將3盛盤，並擺上黃色顆粒芥末醬即可。

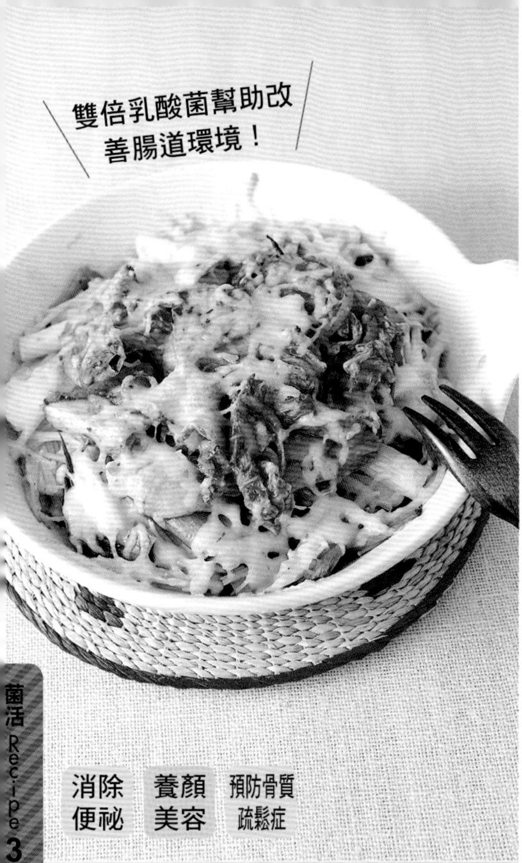
雙倍乳酸菌幫助改善腸道環境！
消除便祕
養顏美容
預防骨質疏鬆症

焗烤起司之韓式泡菜金針菇

1人份 114kcal｜膳食纖維：4.4g｜鹽分：1.2g

材料（2人份）

金針菇：160g
大蔥：50g
橄欖油：1/2大匙
鹽巴、胡椒：各少許
韓式泡菜（切絲）：75g
葛瑞爾起司（切絲）：20g

做法

1　將金針菇的底端部分切掉，並切為等長的三等分後剝開。大蔥切成3cm長段。

2　於平底鍋內倒入橄欖油並以中火加熱，將1放入炒軟後以鹽巴、胡椒調味。

3　將2放入焗烤盤當中，並擺上韓式泡菜、葛瑞爾起司。之後放入預熱至220°C的烤箱烘烤4～5分鐘，直到起司融化即可。

菌活MEMO

韓式醃泡菜：醃漬韓式泡菜時添加的辣椒當中含有辣椒紅素，能夠提高新陳代謝，並促進血液循環。除此之外，韓式泡菜當中也含有豐富的植物性乳酸菌以及膳食纖維，能夠幫助消除便祕。

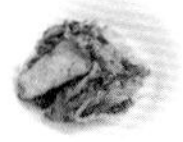

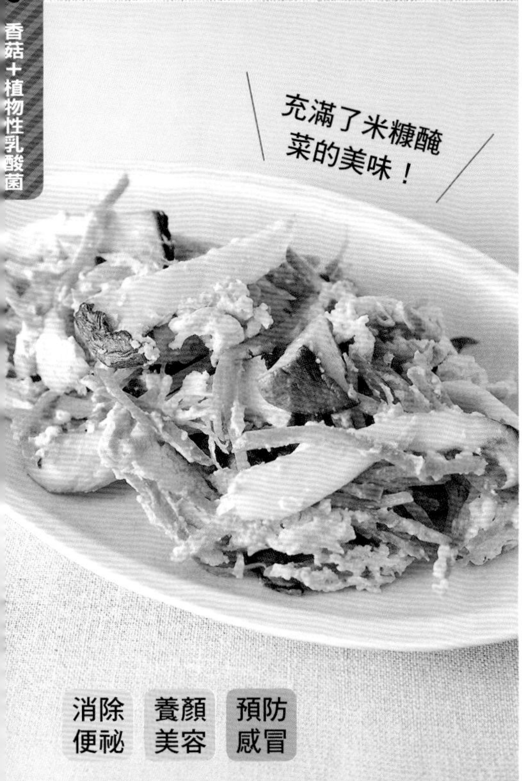
充滿了米糠醃菜的美味！
消除便祕
養顏美容
預防感冒

米糠醃菜杏鮑菇炒蛋

1人份 97kcal｜膳食纖維：2.7g｜鹽分：1.0g

材料（2人份）

米糠醃菜（胡蘿蔔）：50g
杏鮑菇：100g
橄欖油：1/2大匙
酒：1大匙
鹽巴：少許
砂糖：1/4大匙
雞蛋：1顆

做法

1　將米糠醃菜切絲備用。

2　杏鮑菇縱切剖半，再縱切成厚5mm的片狀。

3　於平底鍋內倒入橄欖油，並以中火將2炒至微焦，再加入1，並倒入酒一起拌炒。炒至入味後則可加入鹽巴與砂糖，並倒入蛋汁炒勻即可。

菌活MEMO

米糠醃菜：利用乳酸菌與酵母讓米糠發酵之後，就製作出米糠床了。之後將蔬菜放入米糠床當中發酵，如此完成的米糠醃菜含有大量的植物性乳酸菌。

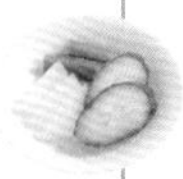

和布蕪拌煮柴漬物與鮮菇

1人份 21kcal｜膳食纖維：3.1g｜鹽分：2.0g

材料（2人份）

珍珠菇：100g

A 高湯：50ml
　醬油：1大匙

柴漬物：30g

和布蕪（切絲）：40g

做法

1　將珍珠菇稍微以水洗過，輕輕地去掉黏液。然後放入煮沸的水中川燙，然後以篩子撈起放涼備用。

2　將A倒入較大的容器當中，並加入1、柴漬物、和布蕪攪拌均勻即可。

菌活MEMO

柴漬物：一種以紅紫蘇、茄子為主角，灑上鹽巴後，再壓上一塊重石醃漬而成的醃漬物。其中含有豐富的植物性乳酸菌，這種乳酸菌能夠活著抵達腸道，從而讓腸道內的益菌增加。

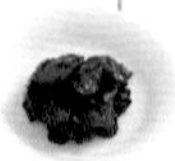

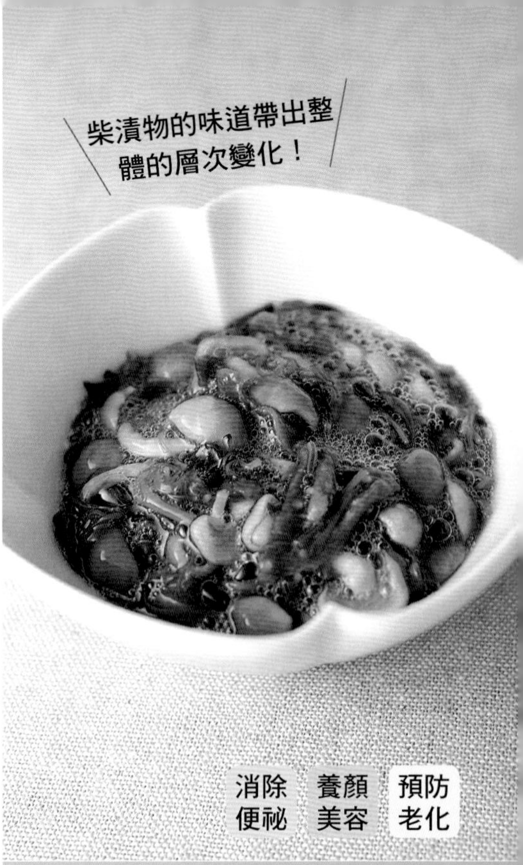

柴漬物的味道帶出整體的層次變化！
消除便祕
養顏美容
預防老化

芝麻拌炒蘿蔔乾鮮菇

1人份 146kcal｜膳食纖維：3.7g｜鹽分：1.5g

材料（2人份）

醃蘿蔔乾：50g

花菇：100g

雞里肌（去筋）：1塊

橄欖油：1/2大匙

酒：1大匙

醬油：1小匙

熟白芝麻：2大匙

做法

1　將醃蘿蔔乾切為厚5mm的長條。

2　花菇切掉蒂頭，並切為厚5mm的片狀。

3　雞里肌片成一口大小。

4　於平底鍋內倒入橄欖油並以中火加熱，放入3並炒至變色後，加入1、2拌炒，當花菇炒至微焦時則以畫圓狀倒入酒、醬油。

5　最後加入熟白芝麻炒勻即可。

菌活MEMO

醃蘿蔔乾：挑選醃蘿蔔乾時，要選擇將蘿蔔曬乾之後，放入米糠床當中長時間醃漬而成的。由於米糠床當中含有豐富的維生素B群與維生素E，因此能幫助養顏美容。當然它也含有豐富的植物性乳酸菌。

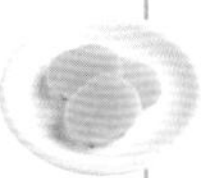

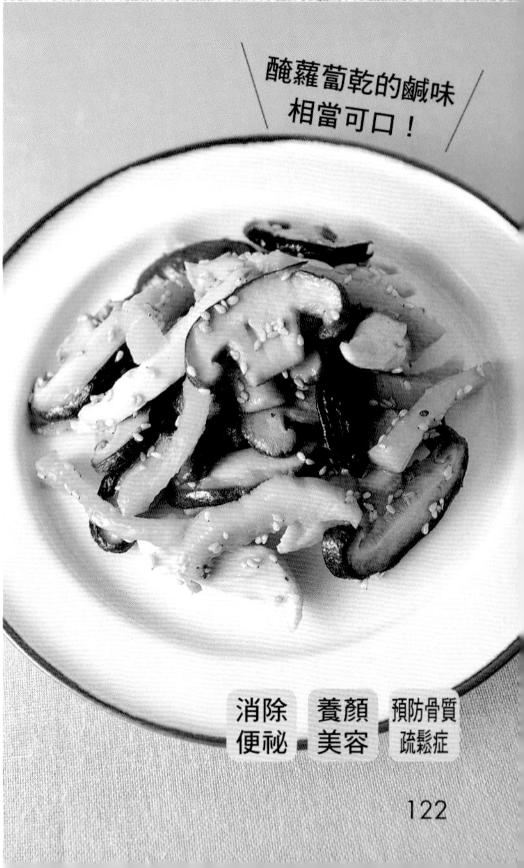

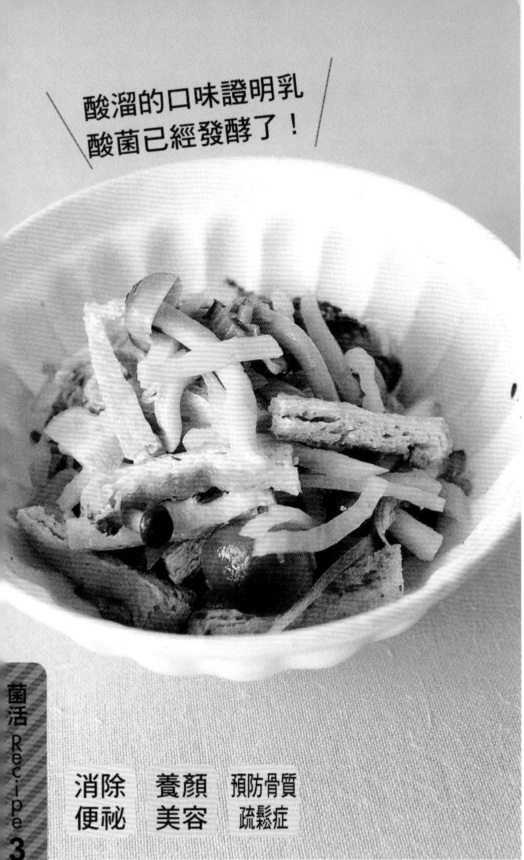
酸溜的口味證明乳
酸菌已經發酵了！
消除便秘
養顏美容
預防骨質疏鬆症

醋拌酸莖醬菜之豆皮鴻喜菇

1人份 63kcal｜膳食纖維：3.1g｜鹽分：1.0g

材料（2人份）

酸莖醬菜：50g
鴻喜菇：80g
油豆腐皮：1片
蘘荷：2個

A
- 醋：1大匙
- 砂糖：1/2小匙
- 醬油：1小匙

做法

1　將酸莖醬菜切絲備用。
2　鴻喜菇切掉底端部分，以鋁箔紙包覆放入烤箱當中烘烤4～5分鐘。
3　油豆腐皮稍微水煮以去除油分，再將水分瀝乾。上烤網並烤至微焦，取出並剖半切開，然後再切絲。
4　蘘荷縱切剖半，並斜切為薄片。再泡5分鐘的冷水，取出並瀝乾水分備用。
5　於容器內倒入1～4，再依序加入A的調味料，並攪拌均勻即可。

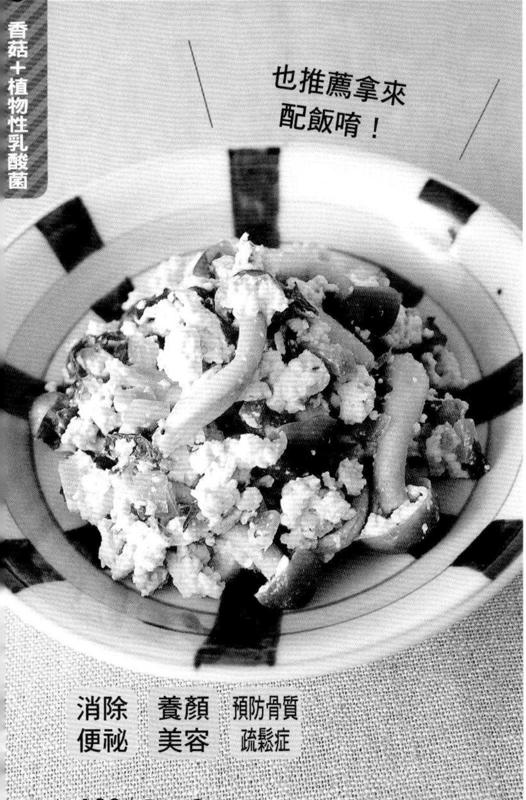
也推薦拿來
配飯唷！
消除便秘
養顏美容
預防骨質疏鬆症

芥菜與鴻喜菇拌炒豆腐

1人份 146kcal｜膳食纖維：2.9g｜鹽分：1.9g

材料（2人份）

醃漬芥菜：50g
鴻喜菇：80g
橄欖油：1/2大匙
木棉豆腐：150g

A
- 高湯：100ml
- 味醂：1小匙
- 醬油：1/2小匙

雞蛋：1顆

做法

1　將醃漬芥菜切碎備用。
2　鴻喜菇切掉底端部分，並剝開備用。
3　於平底鍋內倒入橄欖油並以中火加熱，放入1、2炒軟後將豆腐搗碎放入。之後加入A並不斷拌炒至幾乎沒有湯汁為止即可。

菌活MEMO

醃漬芥菜：挑選醃漬芥菜時，請選擇無添加植物性乳酸菌進行熟成發酵而成的。這類醃漬酸菜除了會孕育出自然的風味之外，也含有豐富的植物性乳酸菌，因此可以多多把它使用於料理上。

醋泡金針菇銀魚佐德國酸菜

1人份 39kcal｜膳食纖維：1.8g｜鹽分：1.3g

材料（2人份）

德國酸菜：50g
金針菇：80g
魩仔魚：5g
綠海苔：少許

A
- 醋：1大匙
- 醬油：2小匙
- 味醂：1/2大匙

做法

1　金針菇切掉底端部分，然後切為1cm長並剝開。將金針菇以鋁箔紙包覆放入烤箱烘烤4～5分鐘。
2　魩仔魚以熱水燙過備用。
3　於容器內倒入A，並加入德國酸菜、1、2拌勻即可。

菌活MEMO

德國酸菜：由高麗菜發酵製作而成。其中富含高麗菜的維生素K、維生素U、維生素C等等，可說是植物性乳酸菌的寶庫。善用它來烹煮料理吧。

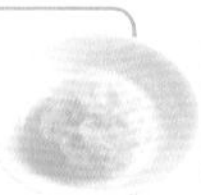

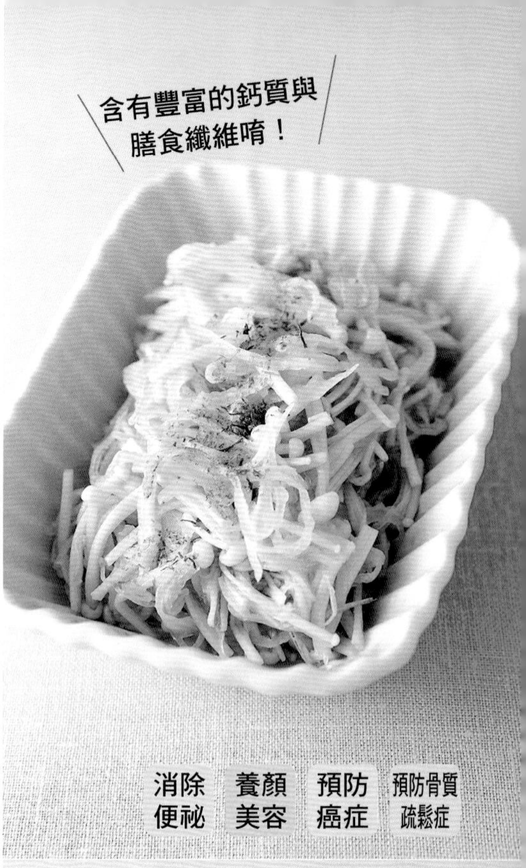

醃米糠佐章魚肉之蘑菇沙拉

1人份 125kcal｜膳食纖維：1.5g｜鹽分：1.9g

材料（2人份）

米糠醃菜（小黃瓜）：50g
水煮章魚肉：100g
橄欖油：1大匙
鹽巴、胡椒：各少許
蘑菇：100g

A
- 薑末：1/2片
- 醋：1大匙

做法

1　蘑菇切掉底端部分，並切成薄片。
2　於平底鍋內倒入橄欖油並以中火加熱，放入1炒至微焦後再加入鹽巴、胡椒調味。關火並靜置冷卻。
3　米糠醃菜與章魚肉都切薄片備用。
4　於容器內倒入2、3，並加入A攪拌均勻即可。

菌活MEMO

米糠醃菜（小黃瓜）：小黃瓜吸收了米糠的精華，也可以期待它具有米糠床的功效。除此之外，其中也含有豐富的鉀，因此具有利尿作用，能幫助預防水腫。

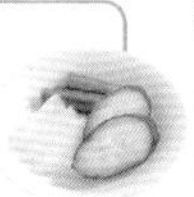

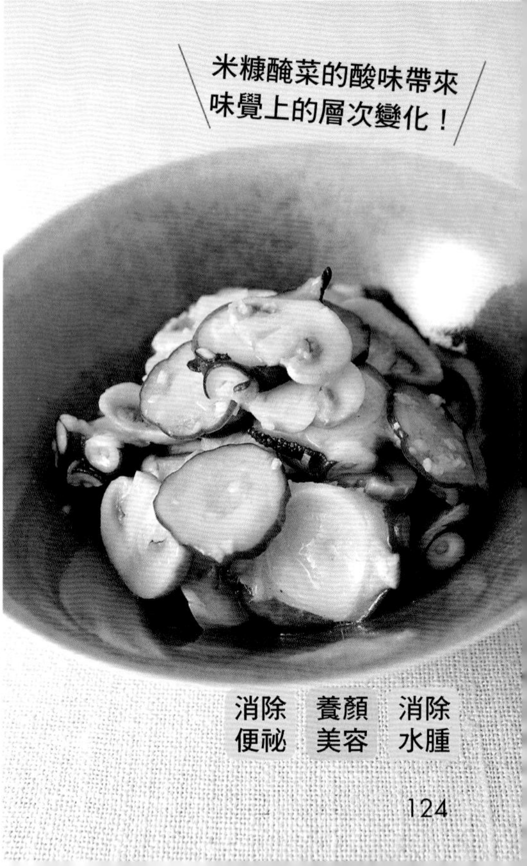

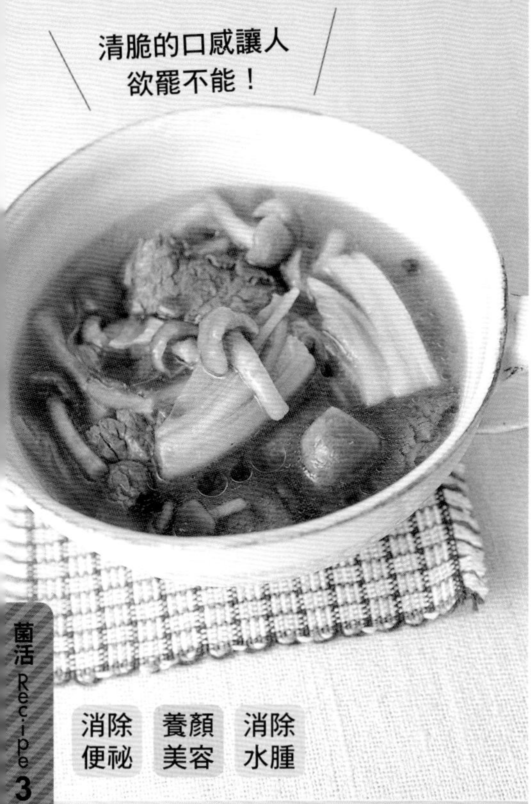
清脆的口感讓人
欲罷不能！
消除便祕
養顏美容
消除水腫

醃白菜牛肉鮮菇燉湯

1人份 255kcal｜膳食纖維：2.6g｜鹽分：1.9g

材料（2人份）

醃白菜：100g
珍珠菇：100g
麻油：1/2大匙
牛肉片：100g

A
- 熱水：300ml
- 雞湯塊：1/4塊

B
- 鹽巴：少許
- 胡椒：少許
- 蒜泥：少許

辣油：少許

做法

1　將醃白菜切為一口大小。
2　將珍珠菇稍微以水洗過，輕輕地去掉黏液。
3　於鍋內倒入麻油並以中火加熱，放入牛肉片炒至微焦後加入1，拌炒至入味後就加入A。煮至沸騰後加入2，再以B進行調味，最後淋上辣油即可。

菌活MEMO

醃白菜：挑選醃白菜時，選擇只使用鹽巴進行乳酸發酵的品項。避免購買到有添加加速發酵劑等化學調味料的醃白菜。自然發酵的醃白菜才是最棒的，其中也含有滿滿的植物性乳酸菌。

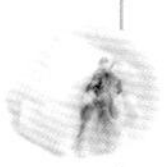

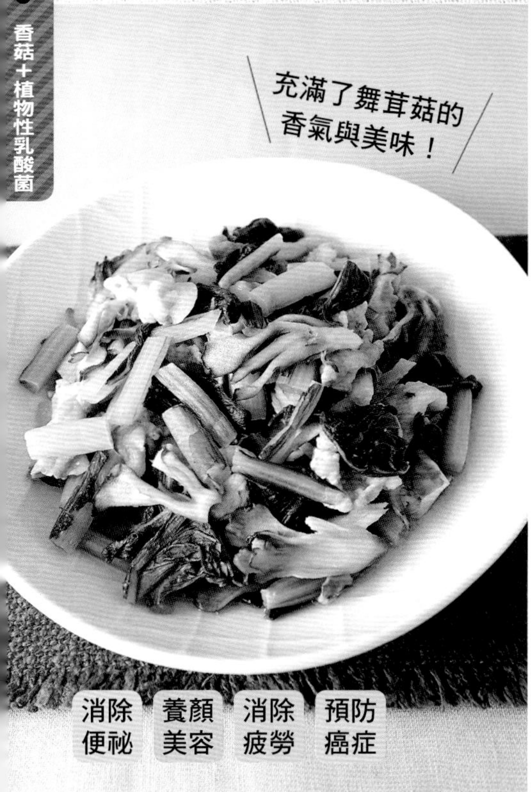

圓盤蒸菜菇豬肉

1人份 157kcal｜膳食纖維：3.3g｜鹽分：1.3g

材料（2人份）

醃日本芥菜：100g
舞茸菇：150g
豬梅花薄片：100g
醬油：1小匙
麻油：少許

做法

1　將醃日本芥菜切為一口大小備用。
2　將舞茸菇切為一口大小備用。
3　將豬肉切為寬3～4cm的薄片，放入醬油、1，並確實用手攪拌按摩使其入味，再加入2拌勻。
4　於盤內塗抹麻油，再將3均勻倒入盤內。並放入已經充滿蒸氣的蒸鍋當中，以大火蒸7～8分鐘即可。

菌活MEMO

醃日本芥菜：醃日本芥菜的特徵在於它含有豐富的膳食纖維與植物性乳酸菌。另外也含有豐富的β-胡蘿蔔素與維生素C，因此也能有效養顏美容，並預防癌症。

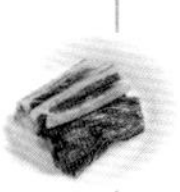

這樣生活──好動．好食．好瘦

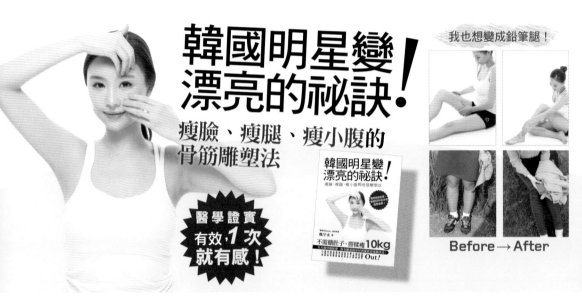

好動．好瘦 雙手動起來，推掉脂肪與皺紋

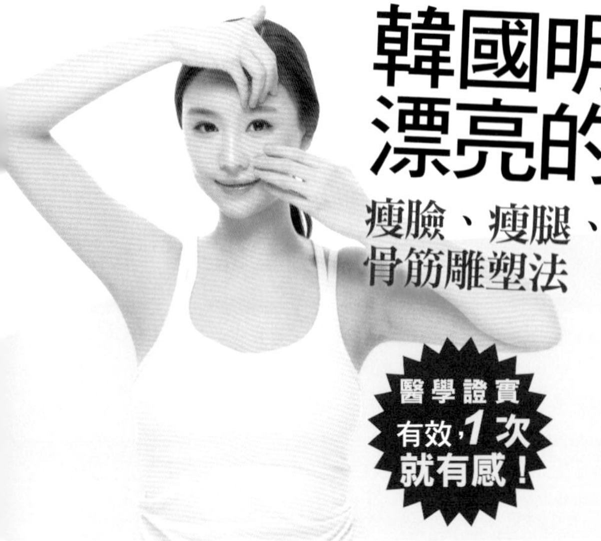

韓國明星變漂亮的祕訣！

瘦臉、瘦腿、瘦小腹的骨筋雕塑法

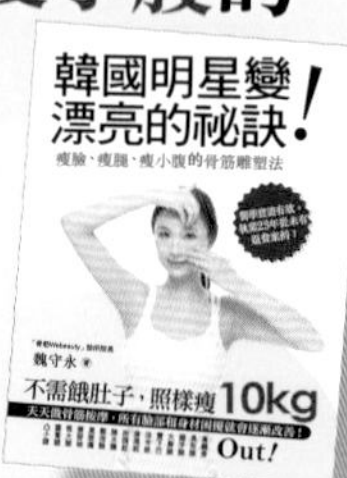

醫學證實有效，1次就有感！

我也想變成鉛筆腿！

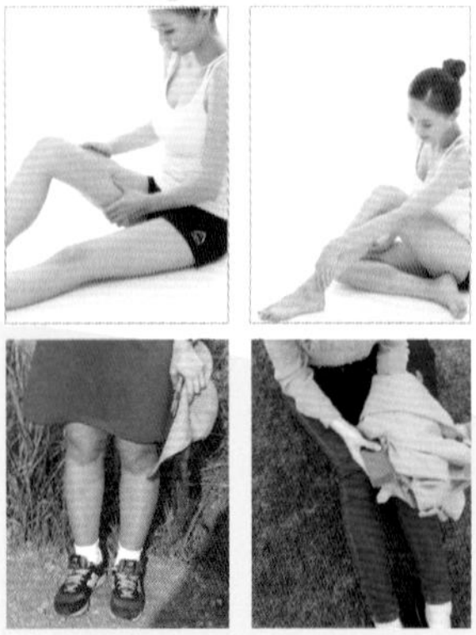

Before → After

風靡韓國23年零投訴的美容瘦身診所！

公開瘦下去的超級手法你也能輕鬆瘦*10公斤！*

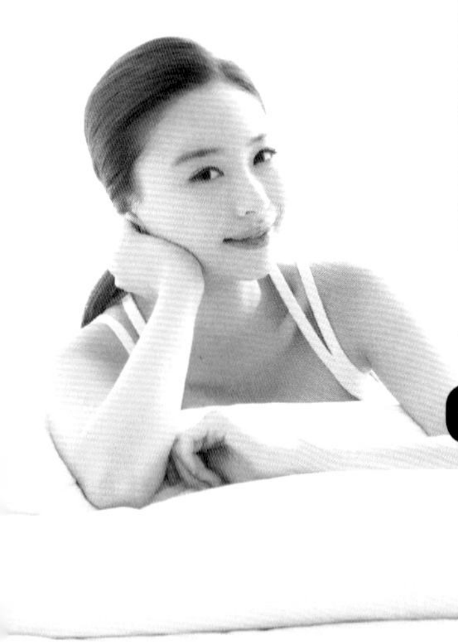

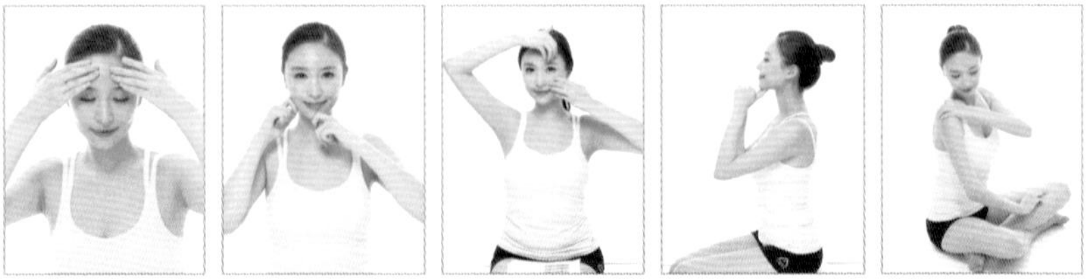

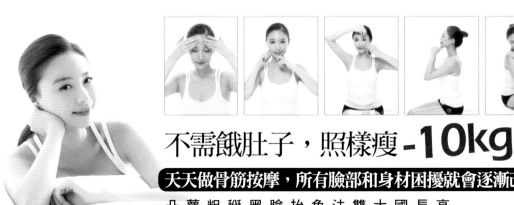

不需餓肚子，照樣瘦-10kg

天天做骨筋按摩，所有臉部和身材困擾就會逐漸改善！

凸小腹 蘿蔔腿 粗大腿 掰掰袖 黑眼圈 臉水腫 抬頭紋 魚尾紋 法令紋 雙下巴 大餅臉 國字臉 長形臉 高顴骨 Out!

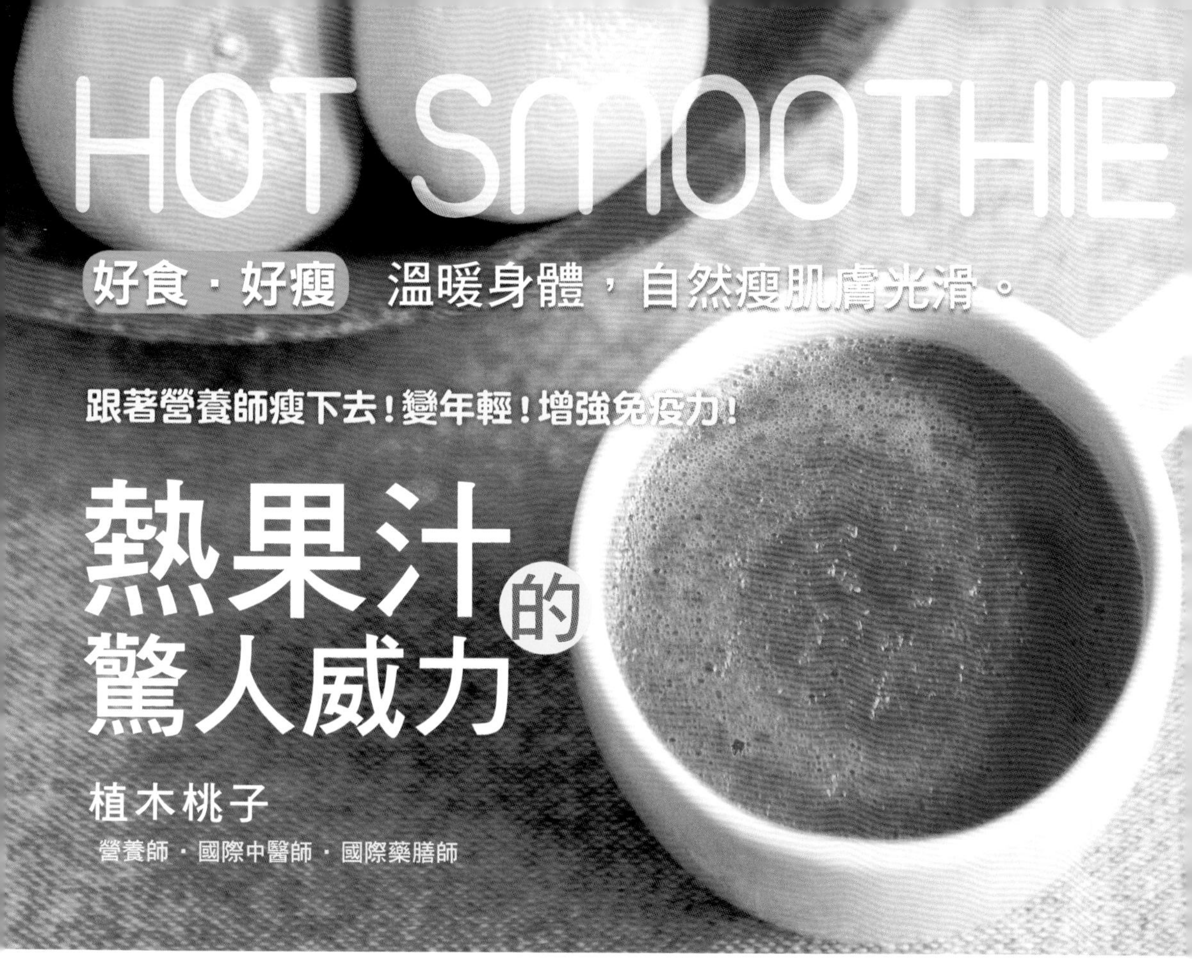

過度飲用冰冷蔬果汁，會降低腸胃機能，變成寒性體質！
本書集中醫理論，熱果汁讓腸胃零負擔，早晚空腹可喝！

Step1

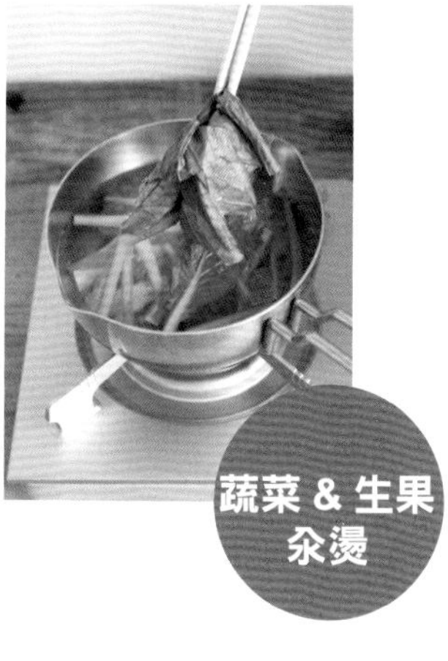

Step2

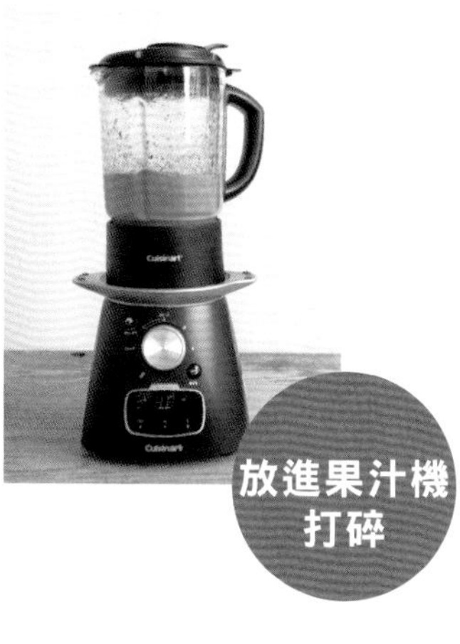

Step3

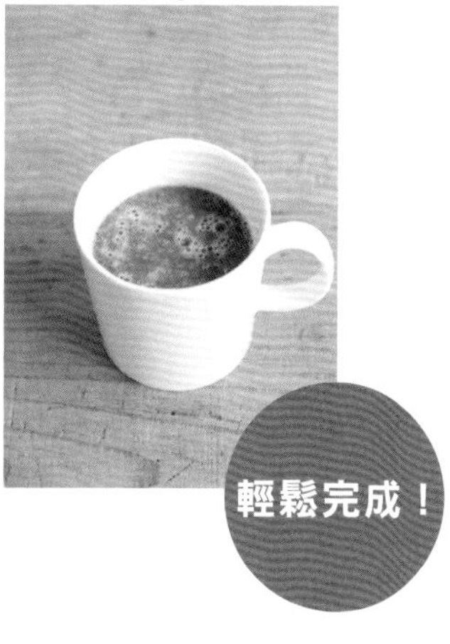

國家圖書館出版品預行編目(CIP)資料

天天吃好菌，吃出腸道蠕動力：「重建腸道益生菌」排出體內毒素，助消化、解便祕、去脹氣，遠離大腸癌／藤田紘一郎著；檢見崎聰美料理；謝承翰翻譯. -- 初版. -- 新北市：大樹林, 2015.04
面；　　公分.--（健康新食代；09）
ISBN 978-986-6005-38-1（平裝）
1.健康飲食　2.乳酸菌　3.食療
411.3　　103027506

健康新食代 09

天天吃好菌，吃出腸道蠕動力：

「重建腸道益生菌」排除體內毒素，助消化、解便祕、去脹氣，遠離大腸癌

作　　者／藤田紘一郎（著）、檢見崎聰美（料理）
翻　　譯／謝承翰
編　　輯／黃懿慧
封面設計／April
校　　對／溫貴花、盧化茵
排　　版／菩薩蠻數位文化有限公司
出 版 者／大樹林出版社
地　　址／新北市中和區中山路2段530號6樓之1
電　　話／(02) 2222-7270
傳　　真／(02) 2222-1270
網　　站／www.guidebook.com.tw
E- mail／notime.chung@msa.hinet.net
Facebook／www.facebook.com/bigtreebook
總 經 銷／知遠文化事業有限公司
地　　址：新北市深坑區北深路3段155巷25號5樓
電　　話：(02)2664-8800　　傳　　真：(02)2664-8801
初版／2015年04月
CHO SUKKIRI KIN KATSU RECIPE

定價／280元　　ISBN／978-986-6005-38-1